机能学实验教程

（第二版）

主审 陈永昌　陆荣柱

主编 金　雯　李永金　许　燕

苏州大学出版社

图书在版编目(CIP)数据

机能学实验教程/金雯,李永金,许燕主编. —2
版. —苏州:苏州大学出版社,2022.1
ISBN 978-7-5672-3803-9

Ⅰ.①机… Ⅱ.①金… ②李… ③许… Ⅲ.①机能
(生物)-人体生理学-实验-医学院校-教材 Ⅳ.
①R33-33

中国版本图书馆 CIP 数据核字(2022)第 008048 号

书　　名:	机能学实验教程(第二版)	
主　　编:	金　雯　李永金　许　燕	
责任编辑:	周建兰	
装帧设计:	吴　钰	
出版发行:	苏州大学出版社(Soochow University Press)	
社　　址:	苏州市十梓街1号　邮编:215006	
印　　刷:	如皋市永盛印刷有限公司	
邮购热线:	0512-67480030	
销售热线:	0512-67481020	
开　　本:	787 mm×1 092 mm　1/16　印张:12.5　字数:252 千	
版　　次:	2022 年 1 月第 2 版	
印　　次:	2022 年 1 月第 1 次印刷	
书　　号:	ISBN 978-7-5672-3803-9	
定　　价:	36.00 元	

若有印装错误,本社负责调换
苏州大学出版社营销部　电话:0512-67481020
苏州大学出版社网址　http://www.sudapress.com
苏州大学出版社邮箱　sdcbs@suda.edu.cn

《机能学实验教程》
编　写　组

主　　　审：陈永昌　陆荣柱

主　　　编：金　雯　李永金　许　燕

副　主　编：车力龙　贾俊海　张　芸

编　　　者：（以姓氏笔画为序）

丁红群　王　瑛　车力龙　许　潇

许　燕　李月英　李　静　李永金

吴　燕　张　芸　张征仙　陈月芳

金　雯　封　云　贾俊海　钱　海

徐　霞　郭　齐　陶　燕　桑建荣

蒋　璐

前　　言

　　近年来,随着医学院校教学改革的深入开展,医学基础学科实验课程的整合已成必然趋势。医学基础学科实验教学从宏观上可分为形态学和机能学两大部分。将实验教学从相关学科中独立出来,合理地组建综合教学实验室,可以打破学科界限,实现各学科间实验教学资源的有机结合。机能学实验融合了生理学、病理生理学和药理学等学科的原理和研究方法,是研究机体各种生理活动及规律、疾病发生和发展过程的机能及代谢变化规律和发病机制,以及药物与机体相互作用及其作用规律的一门综合性实验学科。它是医学实验教学的重要组成部分。

　　医学类院校的机能学实验是一门实践性很强的课程,它不仅可以通过实验去验证有关理论内容,帮助学生更好地理解和掌握理论知识,而且可以通过实践,培养学生的动手、动脑和自主创新的能力,使学生学会发现问题、分析问题和解决问题。机能学实验的教学目的就在于通过具体的实验技能训练,使学生初步具备参与科学研究工作的技能和素质。

　　回顾近年来机能学实验的教学改革的历程,我们深深体会到医学基础学科实验的整合是一个系统工程,而相关教材的改革是其中的重要环节。我们针对当前教学改革的要求和具体实验条件,编写了这本《机能学实验教程》,宗旨是简明、实用,便于"教"与"学",同时兼顾一定的前瞻性。本教材的内容包括机能学实验基本技术和技能、机能学实验和病例讨论与处方三大板块。第一板块主要介绍了机能学实验的目的与要求,机能学实验常用仪器、设备和器械,机能学实验基本操作技术,使学生初步具备实验操作的能力。第二板块主要包括机能学基础实验(48个)、综合性实验(5个)和设计性实验。以基础实验为教学基本内容,有利于学生掌握基本的实验技能;配以有一定难度的综合性实验,以进一步提高学生的实验能力;同时介绍设计性实验的立题、设计原则、实验程序、结果统计和论文书写等内容,旨在进一步提高学生的独立思考问题、分析问题和解决问题的能力。第三板块介绍了 22 例较为典型的病例,在病案的分析和讨论的过程中使理论与实践更好地结合,并进一步使学生将学过的生理学、病理生理学和药理学知识融会贯通。

本教材的参编人员均是在教学岗位多年的教师,有着丰富的教学实践经验,因此本教材内容深入浅出,通俗易懂,有较好的可读性。本教材在编写过程中得到了有关领导和同仁的支持和帮助,在此表示衷心的感谢。由于编写时间仓促、经验不足以及编写水平有限,书中的不妥乃至错误在所难免,恭请广大读者提出宝贵意见,以便再版时修正。

编　者

2021 年 11 月

目录

Mulu

第一篇　机能学实验基本技术与技能

第一章　绪论

第二章　机能学实验常用仪器、设备和器械

第三章　机能学实验基本操作技术

第二篇　机能学实验

第四章　机能学基础实验

第五章　综合性实验

第六章　设计性实验

3

第三篇 病例讨论与处方

第一篇

机能学
实验基本技术与技能

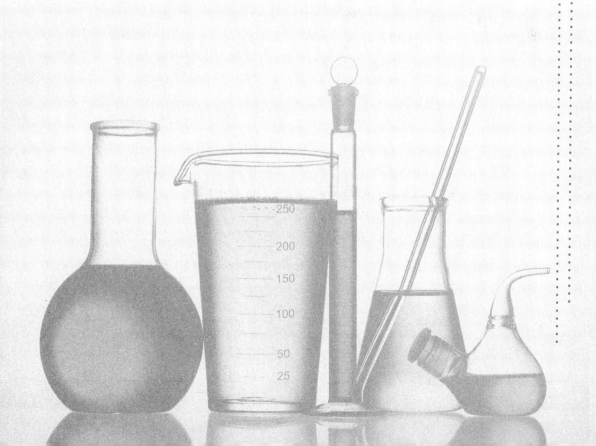

第一章

绪 论

第一节 机能学实验的目的与要求

一、机能学实验的目的

机能学实验是一门研究生物体正常机能、疾病发生机制和药物作用规律的实验性科学,是为适应现代高等院校教学改革和提高素质教育的需要,把传统的生理学、病理生理学和药理学三门学科的实验有机融合为一体的新型实验性课程。本课程旨在通过实验教学训练学生的基本操作技能,提高学生的动手能力,培养学生实事求是、严谨的科学作风和严密的逻辑思维方法,以及观察、分析、解决问题的综合能力,启发学生在机能学实验研究中的创新思维,为培养学生的科学研究思维和科学研究能力奠定良好的基础。

二、机能学实验的要求

实验前,预习相关的实验内容,结合实验内容复习有关的理论知识,充分理解实验原理,熟悉实验步骤、操作方法、观察项目和注意事项,预测可能出现的实验结果,并对预期的实验结果能作出合理的解释。

实验中,遵守实验室规则,保持实验室的安静,不得进行与实验无关的活动,严格按照实验步骤进行操作,爱护实验动物和实验器械,注意节省实验药品,规范操作,明确分工,认真、仔细地观察实验现象,及时、客观地记录实验结果,不得擅自修改或凭空捏造实验数据,并结合有关的理论知识对实验结果进行分析和讨论。

实验后,认真做好实验器材的整理、清洗、收集、归类和摆放,做好实验台面和实验室的清洁,妥善处理实验后的动物和标本,关好门、窗、水、电,认真整理实验数据,独立撰写实验报告,按时交予指导老师批阅。

(金 雯)

3

第二节　实验结果的记录和处理

　　实验中取得的实验数据一般为原始资料,可分为两大类:一类是计量资料,如心率、血压、尿量等,可用测量仪器测得,也可通过测量实验描记的曲线获得;另一类是计数资料,如动物的存活或死亡数目,可通过清点数目获得结果。在取得原始资料后,把原始资料系统化,应用统计学的原理和方法来处理数据。经统计处理而得的数据,常采用表格和绘图表示,表格常用三线表格形式来表达,图形表达有直方图和坐标图等。分析和判断实验结果时,必须实事求是,不能按照实验者的主观喜好去抽样比较,也不能任意取舍数值。研究者不能强求实验结果服从自己的假说,而应根据实验结果去修正假说。当证据不充分时,切忌过早下结论。总之,结论要客观、具体和简明。

(金　雯)

第三节　实验报告的书写

　　书写实验报告是对实验的总结,也是机能学实验课的一项基本技能。通过书写实验报告,可以熟悉撰写科学论文的基本格式,学会绘制图表的方法。通过对实验结果的分析和解释,可以提高运用知识、独立思考、分析和解决问题的能力以及书写能力,为将来撰写科学论文打下良好的基础。

　　书写实验报告要求文字简练、通顺,书写清晰、整洁。实验报告的格式一般为:

机能学实验报告

实验题目:

实验目的:

实验对象:

实验方法及步骤:

实验结果:

讨论与分析:

结论:

实验人员签名:

实验日期:

实验报告书写时应注意以下几点:

(1) 实验题目。一般将实验题目放在实验报告纸的第一行靠左或居中。

(2) 实验目的。字数不宜太多,一般用1～2句话阐明实验所要证实的论点或要研究的内容即可。

（3）实验方法及步骤。包括实验用动物及麻醉方法，实验用主要器材、仪器、药品，以及实验处理、记录方法和观察指标等，都需逐一写明。

（4）实验结果。这是实验中最重要的部分，根据实验结果真实、完整地以图形、表格（三线表）或文字方式表示出来。如因操作失误或实验动物发生意外未能完成所需观察的实验结果，应在实验报告中如实说明。

（5）讨论与分析。讨论主要是根据已知的理论知识对结果进行分析、解释，分析要有根据，符合逻辑，不可脱离实验结果去抄书，应简明扼要。如为预期结果，应结合理论知识对其进行作用机制的阐述；如未达预期结果，应找出原因，总结其经验教训。

（6）结论。放在实验讨论后，作为结尾完成。结论应以实验结果为依据，在讨论的基础上概括、总结具有代表性的论点或推论。

（金　雯）

第二章

机能学实验常用仪器、设备和器械

第一节 生物信号采集处理系统

在现代电子技术和计算机技术快速发展的今天,实验仪器的微型化、数字化、智能化是仪器的发展趋势。计算机技术在生理学实验中的应用,加速了生理学实验改革的步伐,促进了实验方法的改进、新实验领域的开辟、定性实验向定量实验方向改变、实验效率的提高和实验数据的智能化处理。生物信号采集处理系统就是应用大规模集成电路和计算机技术开发的一种集生物信号的放大、采集、显示、处理、储存和分析于一体的仪器。这种仪器一般可替代传统的示波器、生物信号放大器、记录仪和刺激器,一机多用,功能强大,可用于生理学、病理生理学和药理学实验的生物信号检测、记录和分析。

一、MedLab 生物信号采集处理系统

MedLab 生物信号采集处理系统的硬件有 MedLab-U/4Cs、MedLab-U/501、MedLab-U/4C(图 1-2-1)、MedLab-U/8C 等型号。目前的主要型号是:MedLab-U/501H、 MedLab-U/4C502、 MedLab-U/8C502(图 1-2-2)、 MedLab-TA6008、MedLab-TA6016 等型号。

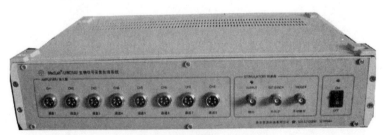

图 1-2-1　MedLab-U/4C 生物信号采集处理系统一般外形

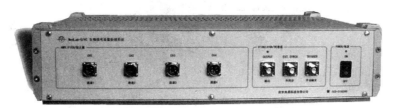

图 1-2-2   MedLab-U/8C 502 生物信号采集处理系统

二、MedLab 生物信号采集处理系统的功能介绍

记录仪：多导记录仪采用走纸描记信号曲线的工作模式,绘图方式是从右到左全屏幕移动。适用于记录较慢的信号和连续的实验数据,如血压、呼吸、心电等。

示波器：示波器采用多线记忆示波的工作模式。绘图方式是从左到右采一帧画一帧。适用于记录较快信号,特别是周期信号的实验数据,如神经干动作电位等。

慢波扫描：示波器采用多线慢扫描记忆示波的工作模式。绘图方式是从左到右,边画边擦。在对较快信号连续记录时,可以避免用记录仪方式记录时全屏幕移动造成观察者眼花、曲线不易观察的缺点。适用于较快信号连续记录的场合,如减压神经放电等。

程控刺激器：MedLab 生物信号采集处理系统内置了一个由软件程控的刺激器,恒流恒压输出。在对采样条件设置完成后,即可对刺激器进行设置。根据不同实验要求,可选择不同的刺激模式,如单刺激、串刺激、主周期刺激、自动间隔调节、自动幅度调节、自动波宽调节、自动频率调节等模式。

以上四种记录方式用户在使用时可任选其一。除了曲线画法稍有不同外,其他的使用方法是一样的。这种所有工作模式使用方法的一致性,也是本系统的一大优点。

1. MedLab(V6.0)常用菜单

MedLab(V6.0)软件若以完成的功能来划分,主要有以下三大方面的操作。

(1) 文件操作,数据的编辑整理,显示式样的调节。

(2) 数据采集处理及结果图表的输出。

(3) 实时调节生物信号采集处理系统的各种参数,以使系统能处在最佳工作状态。

在使用时,应当清楚菜单或按钮的功能,从上述三个方面按需要去调用它们,做到"有的放矢"。

此外,MedLab(V6.0)是个多窗口的软件。除了一些有关设置方面的窗口外,主要的工作窗口有三个。

采样窗：显示采样波形,观察、测量和选择要处理的波形。

打印编辑窗：对要打印的曲线进行编辑,可任意调整打印曲线的大小、式样,可任意添加、删除、修改字符串。

7

数据窗:类似 Excel 的电子表格窗,显示对曲线的测量结果。

在下面介绍的软件菜单功能,针对不同窗口有一定的区别,其基本原理是按照当前激活的窗口来调用相应的处理方法和功能。

2. MedLab(V6.0)界面概述

MedLab(V6.0)界面由标题栏、菜单栏、工具栏、状态提示栏及采样窗、处理窗、数据窗等其他多个相应的子窗口组成。MedLab 启动后界面如图 1-2-3 所示。

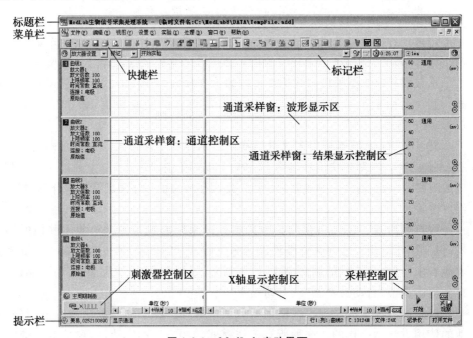

图 1-2-3　MedLab 启动界面

MedLab(V6.0)界面自上而下为:

(1)标题栏:提示实验名称、存盘文件路径、文件名及"缩小""扩大""关闭"按钮。

(2)菜单栏:用于按操作功能不同,分类选择操作。其包含如下主菜单:

A. 文件:包括所有的文件操作,如打开、存盘、打印、退出等。

B. 编辑:包括所有对信号图形的编辑功能,如剪切、拷贝、粘贴等。

C. 视图:对界面上主要可视部分显示与否进行切换。

D. 设置:对与系统运行有关的设置功能进行选择。

E. 实验:对已完成实验配置的具体教学与科研实验项目进行选择。

F. 处理:包括所有对信号图形的采样后处理功能,如 FFT 运算、数字滤波等。

G. 窗口:提供一些有关窗口操作的功能。

H. 帮助:包括在线帮助、版权信息与公司网址链接。

(3)快捷栏:提供最常用的快捷工具按钮,只要鼠标箭头指向该按钮,单击鼠标左键,即可进入操作。

(4)标记栏:用于添加、编辑实验标记,并可用于实验数据的定位。

(5)通道采样窗:每个通道采样窗分三个部分。第一部分为采样窗的最左侧的"通道控制区",显示通道号,实时控制放大器硬件。第二部分为采样窗中部的"波形显示区",采样时动态显示信号波形,处理时静态显示波形曲线,并可人为选定一部分波形做进一步分析处理。MedLab(V6.0)采用先进的多视窗共享数据的方法,可同时进行多视窗的动态、静态观察或测量。第三部分为采样窗最右侧的"结果显示控制区",用来显示 Y 轴刻度、采样通道内容、单位,控制基线调节,Y 轴方向波形压缩、扩展,定标操作等。

(6)X 轴显示控制区:用来动态显示采样时间(X 轴),波形曲线的 X 轴拖动控制,X 轴方向波形压缩、扩展控制。

(7)采样控制区:位于"X 轴显示控制区"的右侧,用于开始采样、停止采样及采样存盘控制。

(8)刺激器控制区:位于"X 轴显示控制区"的左侧,用于选择刺激器发出刺激的模式,刺激启动开关及刺激参数的实时调整。

(9)提示栏:位于最下部,提示相关的操作信息、MedLab 状态和当前硬盘的可用空间。

3.鼠标操作说明

在 MedLab 生物信号采集处理系统的图形界面上,一般情况下只要在界面上移动鼠标箭头到相应的操作位置上,单击左键即可完成操作,与 Office 的操作相似。

(1)主菜单操作:当鼠标箭头指向主菜单栏后,按下鼠标左键(不要抬起)后继续移动鼠标箭头至所选项目再抬起,完成操作。

(2)工具栏提示操作:当鼠标箭头停留在工具栏按钮时,显示该工具栏功能,单击左键完成操作。

(3)滚动条操作:鼠标箭头指向滚动条,按下左键(不要抬起)拖动鼠标箭头可快速完成曲线图形 X 轴方向定位。

(4)右键快捷操作:在不同的窗口、不同的屏幕位置,单击右键将弹出主要操作的菜单,选择后单击左键完成操作。

(5)通道采样窗分多个区的特殊操作,详见下述介绍。

4.标题栏

标题栏位于界面最上部,如图 1-2-4 所示,主要功能有:

(1)显示系统名称、窗口名称或实验名称。

(2)显示当前临时文件名、存盘文件名。

(3)窗口"最大化""最小化""关闭"控制按钮。

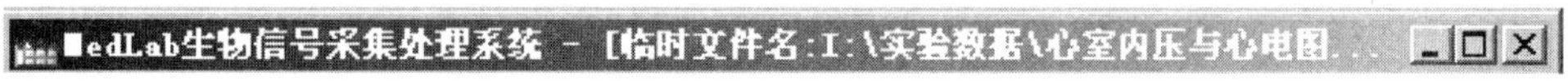

图 1-2-4　标题栏

5. 菜单栏

菜单栏位于界面上部，可完成主要的控制、处理操作，如图 1-2-5 所示。

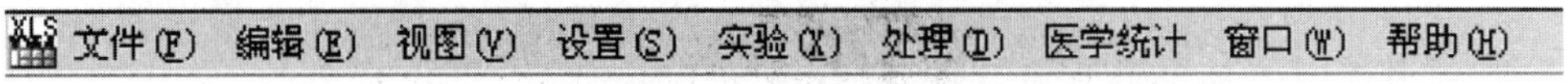

文件(F) 编辑(E) 视图(V) 设置(S) 实验(X) 处理(D) 医学统计 窗口(W) 帮助(H)

图 1-2-5 菜单栏

菜单栏中部分组件的功能介绍如下。

（1）文件（F）。

打开"文件"菜单后，下拉菜单见图 1-2-6。

A. 新建：主要功能是建立一个新的波形数据文件，同时清除原采样窗中的波形数据文件。

与其他应用程序有所不同的是，在本系统中它还有新建一个仪器工作方式的含义。在它的下级菜单中，共指出三种方式："记录仪""示波器""慢扫示波"。一般地说，对慢信号宜选择"记录仪"方式（如血压、呼吸道压力、骨骼肌张力、心肌收缩力、腓肠肌张力等），对快信号特别是周期性信号宜选择"示波器"的方式（如神经干动作电位），对连续观察的快信号宜选择"慢扫示波"方式。但 MedLab 解决了计算机显示作图慢的难点，快信号也可用记录仪方式来显示，只是数据量会很大。

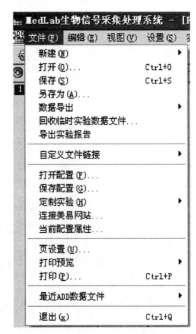

图 1-2-6 文件菜单下拉菜单

值得注意的是，在选择了"示波器"工作方式后，还应选择"采样触发"方式，可在弹出选择窗口中的下拉列表框中选择。一般用内定的"刺激器触发"即可。调整好刺激器参数后，刺激一次，采样一帧，周期性信号在屏幕上是显示在固定位置，便于观察。

B. 打开：打开已存盘波形数据文件（＊.add），在数据窗中打开的是已处理结果数据文件（＊.xls），在打印编辑窗中打开的是打印编辑文件（＊.mep）。

C. 保存：以当前文件名保存波形数据（＊.add）或处理结果波形数据（＊.xls）及打印编辑文件（＊.mep）。

D. 另存为：以自定义文件名保存波形数据（＊.add）或处理结果波形数据（＊.xls）及打印编辑文件（＊.mep）。

B、C、D 三种操作，点击鼠标后均会弹出相应的对话框，在对话框中可输入所操作的文件名（可以不考虑附加名）后按"确定"按钮完成操作。

E. 数据导出（图 1-2-7）：

① 选中数据。用于导出采样数据中的部分段数据，另存为数据文件（＊.add）。此功能适用于从很大的采样数据中抽取一些感兴趣的段，所选段可以是

单段,也可是多段(选择方法详见后文)。但不论是单段还是多段,存下来的数据含有原数据文件中的所有通道。

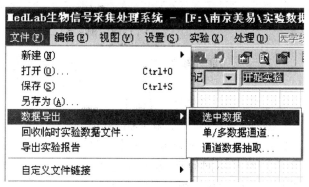

图 1-2-7　数据导出

② 单/多数据通道。用于在已采样的数据文件中,单独抽出一道或几道数据,另存为数据文件(*.add)。新文件打开时只显示抽取道的波形,就像预先就设置好一样。另存为时,也可选择存为文本格式(*.txt),这种格式可以进入 Excel 做进一步处理用,也可直接打印,进行数据分析。

③ 通道数据抽取。可在已采样的数据文件中,按大于原采样间隔的时间进行抽取,以减少文件字节数。

F. 回收临时实验数据文件:

在实验过程中,如果遇到不确定的原因,如停电、电脑故障、软件问题、操作不当等都会造成实验数据的丢失,导致实验失败。有了回收临时实验数据文件这个功能后,就可以让损失减少到最小,操作方法如下:

① ⟳ 打开"文件"菜单—找到临时实验数据文件—弹出如图 1-2-8 所示对话框—选择要回收的文件—鼠标点击。

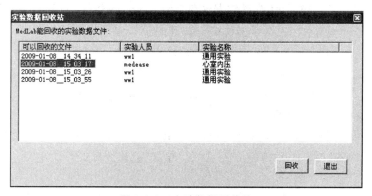

图 1-2-8　实验数据回收站

② 单击 回收 按钮—出现文件保存对话框后起名保存。也可以直接点击

快捷键打开回收站。

③ 再次打开"文件"菜单,找到刚才保存的文件,打开的就是先前丢失的数据。

注意:在"回收临时实验数据文件"中的数据只能保存 48 小时,新的数据会自动覆盖掉最前面的老数据。

G. 导出实验报告:打开电子实验报告对话框(图 1-2-9)后,可以随意地在文本框中对实验数据、内容、曲线进行编辑,并可以利用计算机的功能进行无纸化操作,也可以通过计算机网络和老师、同学进行交流,非常方便。

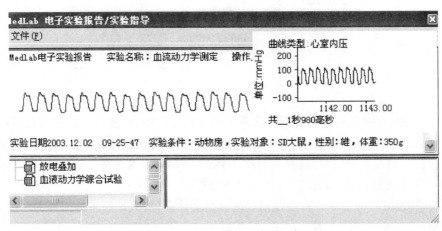

图 1-2-9　电子实验报告对话框

H. 自定义文件链接:在"文件"菜单中打开"自定义文件链接"后,弹出下面的对话框(图 1-2-10),可以实时地链接各类文件,帮助实验,如链接视频"挂心脏.avi"。方法也很简单,只需找到电脑中保存的资料,添加到源文件中选择后按"确定"即可。

在播放视频文件的同时,实验可以继续同步进行。

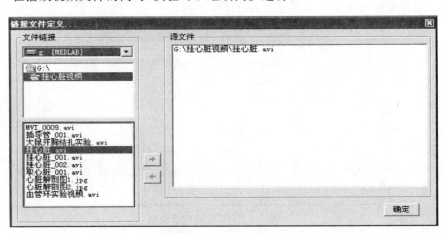

图 1-2-10　文件链接

I. 打开配置：打开以前保存过的配置文件(＊.adc)。该配置文件保存了当时仪器的配置，包括显示方式、采样间隔、刺激方式、通道数目、放大倍数、采样内容、滤波方式及参数、定标值、刺激模式及参数、X 轴压缩比、Y 轴压缩比等。一旦打开配置文件，所有配置内容调出，即可开始实验，它是简化实验配置的一种重要方法。

注意：通过打开配置文件进行实验是很方便的，但是一定要先通过保存配置的方法保存需要的实验配置，打开配置文件时才有配置文件好用。如图 1-2-11 中有四个实验配置在，就可以很方便地调用了，所有的实验都可以事先保存在配置文件中，用户可以任意添加新的实验配置，保存配置的方法请看下面一节。

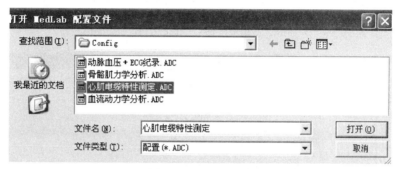

图 1-2-11　配置文件

J. 保存配置：以自定义配置文件名保存当前的仪器配置，包括显示方式、采样间隔、刺激方式、通道数目、放大倍数、采样内容、滤波方式及参数、定标值、刺激模式及参数、X 轴压缩比、Y 轴压缩比等各项配置参数。可方便地将本系统随意设置成各种实验并保存配置，利用好这一功能，是简化科学实验配置的一种重要方法。

对要保存配置的实验，打开"文件"菜单，点击"保存配置"选项，起名保存就可以了。

例如，完成了一个"动脉血压调节"的实验后，认为实验效果、参数设置等都不错，为了以后进行同类实验时不要再调整参数，可将该实验配置保存起来，方便以后使用。

方法为：打开"文件"菜单，找到"保存配置"选项，打开后输入文件名，如"动脉血压调节"，确定保存，此时在配置文件中就有了"动脉血压调节"实验的配置文件了，如图 1-2-12 所示。

K. 定制实验：定制实验就是把配置好的实验文件通过设置密码的方式，保存在实验菜单中，目的是防止他人无意中破坏已经定制好的实验配置，定制好实验配置文件在"实验"菜单中可以打开。此方法比"保存配置"的步骤多一些，但可靠性强，建议使用定制实验的方法保存。

具体操作如下(图 1-2-13)：在"文件"菜单中找到"定制实验"选项，点击选择定制在哪类实验中，如保存在"生理实验"中，弹出密码输入框，输入口令"medlab"，点击"确定"按钮，在弹出的对话框中点击"添加"按钮，在下一个对话框中的"实验名

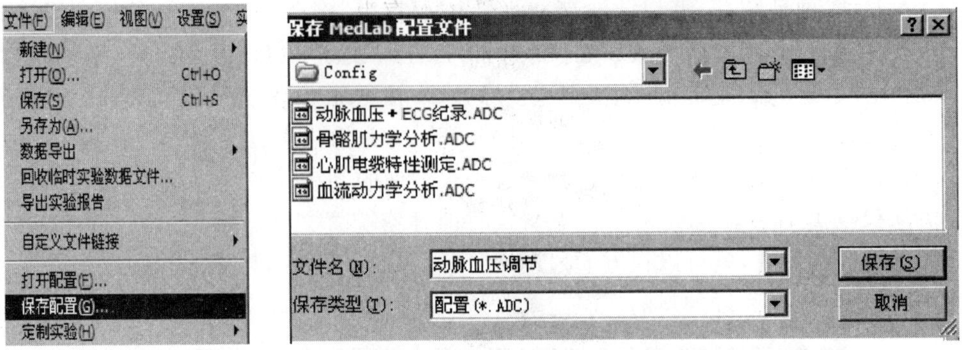

图 1-2-12 "动脉血压调节"实验配置保存操作界面

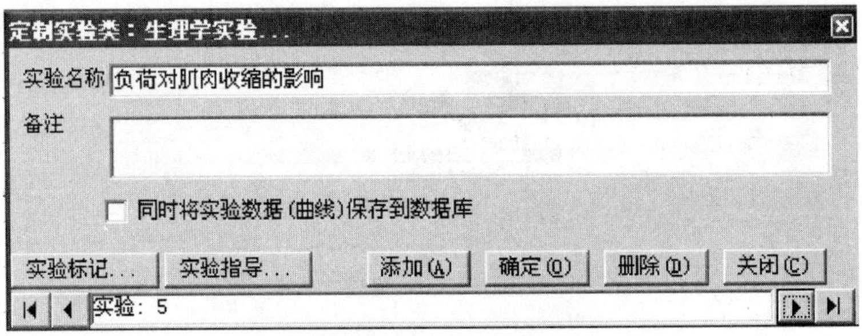

图 1-2-13 "定制实验"对话框

称"栏中输入要保存的文件名,点击"确定"按钮,同时可以在此对话框中对该保存的配置进行实验标记、实验指导、保存实验曲线及删除等编辑工作。对定制完成的各类实验配置,今后就可在"实验"菜单中直接调用,十分方便。选择常用生理学、常用药理学、常用病理生理学、运动生理学和自配置实验五大类实验,可将自定制的实验分类。定制实验时,MedLab 将当前实验参数存入 MedLab 配置文件数据库(MedLab. adb),并与自定义的实验名称相关联,若重启动 MedLab,即可在"实验"菜单的实验中得到更新,实验时直接在菜单中选择便可立刻进入实验环境,达到用户自己方便灵活定制、维护各种专项实验的目的。

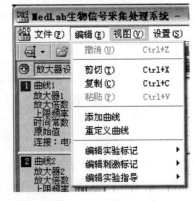

图 1-2-14 "编辑"下拉菜单

(2) 编辑(E)。

打开"编辑"菜单,如图 1-2-14 所示。

A. 撤消:撤消上一次剪切或粘贴操作,数据文件恢复到上次。在目前的(V6.0)版本中,可反复执行此操作,直到还原成最初的状态。此操作与点击工具栏中的 ↺ 快捷按钮的功能相同。

B. 剪切:剪切掉所选区间的波形图。剪切后,剩余文件连接合并,时间上也视为连续,故使用此功能前最好将原始数据另存为一个文件,以作备份。此操作与点击工具栏中的 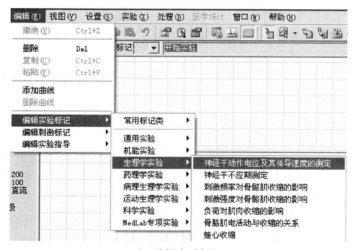 快捷按钮的功能相同。

C. 复制：将所选区间的波形数据复制到内存,同时将波形以像素文件格式复制到 Windows 系统的"剪贴板"。在 MedLab 中,今后粘贴时使用波形数据。在 Office、画图板等程序中,粘贴时使用"剪贴板"中的图形文件。此操作与点击工具栏中的快捷按钮的功能相同。

D. 粘贴:将复制到内存的波形数据粘贴到选定的位置。粘贴前,必须在要粘贴的位置上点击鼠标一下,使波形窗上出现一道蓝色竖线以指明位置。否则,该菜单项无效。此操作与点击工具栏中的快捷按钮的功能相同。

E. 编辑实验标记：对"定制实验"中的实验预先进行标记内容的编辑。在"编辑实验标记"子菜单下,对定制的实验可提前进行实验项目的标记准备。现以"生理学实验"为例说明使用方法(图 1-2-15),其余实验标记编辑方法相同。

A. 编辑实验标记

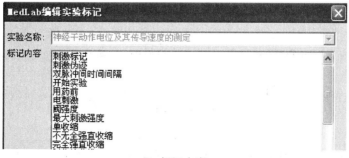

B. 标记内容

图 1-2-15　"编辑实验标记"示例

进入"生理学实验",在"标记内容"窗中,按行编辑标记内容(注:每一行是一个标记的内容),填写内容无限制(即:中英文、数字、符号都可)。这一实验项目编辑完后,再点击"确定"按钮退出。标记内容送入数据库,以后就可以随调随用。一次编辑,反复使用。

编辑完成后,下次使用时,只要在"实验"菜单中选择所在的实验名称,打开就可以使用了。

如使用上面的标记就需要先打开"实验"菜单,选择"生理学实验"选项,选择"神经干动作电位及其传导速度的测定",这些标记就全部在其实验中,实验过程中,任意选择就可以了。

F. 编辑刺激标记:对各种刺激方式的显示内容进行编辑。选中的内容将在打标记时作为标记字符串存盘。方法同"编辑实验标记"。

在实际使用中,每刺激一次,编辑好的刺激标记会和刺激脉冲同步显示在采样窗口中。

G. 编辑实验指导:编辑"定制实验"中各种实验的实验指导。可以将实验教材完全编入,方便课堂使用。

三、PowerLab 数据记录分析系统

1. 仪器与软件简介

PowerLab 数据记录分析系统由澳大利亚 AD Instruments 公司生产,通过软、硬件结合,可以记录、显示和分析众多生命科学相关信号,可以完全代替传统的纸带记录仪、绘图仪、XY 绘图仪、示波器和电压计。

例如,PowerLab/10T 是高性能生物信号处理设备,拥有 4 个信号记录通道:脉搏、血压、心电、呼吸,适用于同时记录和分析多项生物信号的各种生物实验。

Chart 5 版本是 PowerLab 系统的多通道长时间记录软件,它具有以下特点:① 多通道同步显示,最多可同时显示 16 个通道;② 强大的计算功能,可对记录数据进行平均、计数和积分等多种统计分析;③ 实验参数设置方便,所有记录参数都可通过 Chart 软件的相应对话框进行设置和保存,方便以后实验;④ 很强的可扩展性。

2. 仪器操作步骤

(1)确认 PowerLab 数据记录分析系统已经连接到计算机后,打开电脑电源开关(如进行休克实验需检查冷光源是否置于开通状态)和打印机的电源开关,电脑自动进入视窗桌面系统。

(2)当 PowerLab 数据记录分析系统前面板的状态灯为绿色时表示电源已经打开,为橙色时表示正在工作。如果状态灯为红色,请立即关闭 PowerLab 数据记录分析系统,并及时与老师联系。

(3)在计算机桌面上找到 Chart 设置文件图标 ,用鼠标左键双击图标打开 Chart 软件,进入 Chart 窗口(界面),如图 1-2-16 所示,四个通道分别为:通道一,通用通道(记录脉搏);通道二,桥式通道(记录血压);通道三,生物电通道(记录心电);通道四,呼吸通道(记录呼吸)。另外,与四个通道相对应有四个实时数据显示框。

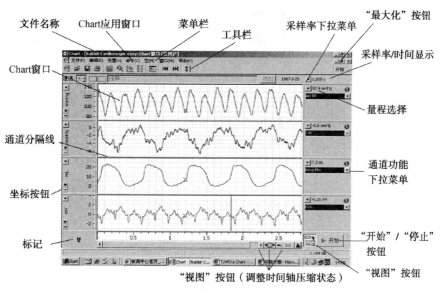

图 1-2-16　Chart 文本窗口组成

（4）Chart 5 软件界面如图 1-2-17 所示。

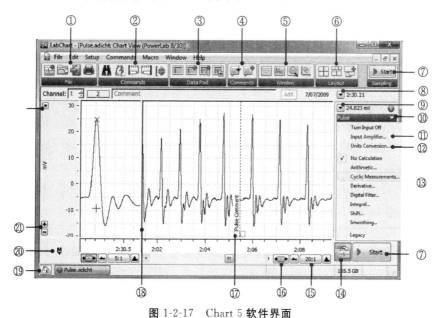

图 1-2-17　Chart 5 软件界面

① File（文件）：新建、打开、保存和打印文件。

② Commands（命令）：提供查找和选择数据的功能，并且可对数据自动调整显示坐标。

③ Data Pad（数据板）：手动或者自动提取和记录数据，在电子数据表中进行统计。

17

④ Comments(注释)：在数据中添加文本注释。

⑤ Windows(窗口)：切换 Chart 窗口、Scope 窗口(仅 PC 版本)、放大窗口(Zoom View)和 XY 窗口(XY View)。

⑥ Layout(版式)：控制各窗口的布局。

⑦ Start/Stop(开始/停止)：开始或停止记录数据。

⑧ Sampling Rate(采样速率)：调节采样速率。

⑨ Range(量程)：调节信号量程。

⑩ Channel Function Popup Menu(通道功能下拉菜单)：所有主要的通道功能。

⑪ Input Amplifier(输入放大)：设定采样设置，实时预览信号。

⑫ Units Conversion(单位转换)：对原始信号进行校准，转换为合适的单位显示。

⑬ Channel Calculations(通道计算)：对任意信号进行计算，且不丢弃原始数据。

⑭ Record/Monitor(记录/监视)：对监视(仅观察)数据启动记录。

⑮ Time Axis Compression(时间轴缩放)：压缩或者放大数据显示的水平轴。

⑯ Scroll/Review(滚动/回顾)：可以在采样同时翻动数据，以回顾之前记录到的信号。

⑰ Comment(注释)：在记录时或者记录后添加的文本注释。

⑱ Split Bar(双屏分割线)：分隔 Chart 窗口(Chart View)为双屏显示，可比较已经记录到的数据和当前实时记录的数据。

⑲ Welcome Center(欢迎中心)：打开欢迎中心界面。

⑳ Marker(标记)：拖曳到波形上，以获得相对标记点的相对时间和振幅数值。单击该区域可以取消标记。

㉑ Scaling(标尺)：缩小或者放大振幅标尺。缩放下拉菜单可以对纵轴标尺进行手动设置，或者自动调整为最佳显示设置。

(5)实验的设置文件选择。选择"文件"菜单中的"打开"命令，可看到如图 1-2-18 所示的对话框。根据老师的要求定位并打开对应实验的设置文件。

(6)连接换能器。按具体的动物实验操作要求，连接呼吸、血压、脉搏的换能器，连接心电图三个针形电极导线，分别与动物相应部位连接。

(7)实验记录开始/停止。Chart 窗口(界面)右下方的 Stop 切换按钮显示为"停止"；如单击该按钮，可切换显示为 Start，表示 Chart 处于记录状态，开始记录实验数据，同时通道窗口中即时显示记录下的数据曲线，如果再单击该按钮则停止记录。因此，实验时单击 Chart 界面右下方的"开始"按钮，开始记录；当完成实验时，点击"停止"按钮即可。

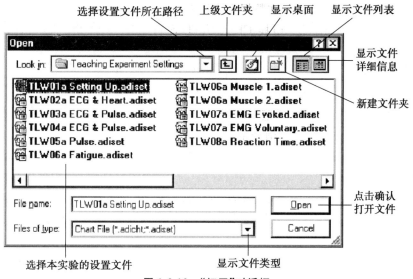

图 1-2-18　"打开"对话框

注：设置文件是用于同一实验的仅保存各项设置的文件，一般情况下，只需要完成手术，连接各传感器，直接开始实验即可。

如果只想显示实验数据，而不打算记录，可单击"记录/显示"切换按钮（图 1-2-19），使该按钮上有一红色"×"字，此时只显示数据而不输入计算机内存，数据不能保存。若再单击该按钮又使该按钮呈反黑显示，则系统又回到记录状态。

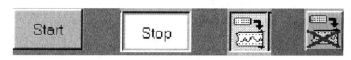

图 1-2-19　记录监控按钮示意图

（8）实验注释或贴标签。在实验过程中，如果进行放血、给药、急救等操作，可以在数据文件中加注释。当记录时，软件界面上方的注释栏中可以输入字符（图 1-2-20），可以根据具体使用的药物类型和剂量输入适当的内容，直接按回车键或单击"添加"按钮就可在数据上添加一个注释。

键入注释的内容

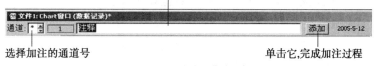

选择加注的通道号　　　　　　　　　　　　　单击它，完成加注过程

图 1-2-20　"注释"对话框

（9）信号范围或振幅调节。在实验过程中，如果某个通道的数据未能完全显示，可以点击每个通道左面的 按钮调节数据的显示情况。

（10）调整视图走纸速度。可直接按一下"视图"按钮进行调节。

19

（11）数据分析与打印。数据全部记录完成后，首先选择"文件"菜单中的"保存"命令保存数据文件，防止操作中发生意外丢失数据。如果需要将数据图形粘贴到 Word 等编辑文档中，首先选择需要的数据图形，然后点击"工具栏"中的 按钮，将数据显示在放大窗口中。选择"编辑"菜单中的"复制 Zoom 窗口"命令，这样放大窗口的数据图形就可以以图像形式粘贴到 Word 等编辑文档中。

（12）分析数据时，首先关闭放大窗口，然后选择需要分析的数据段，点击"命令"菜单中的"加到数据板"命令。选择"工具栏"中的 按钮可以打开数据板，这样就可以看到具体的数值。如果希望将数据板中的数值粘贴到 Word 等编辑文档中，可以在数据板中选定需要粘贴的数据，直接选择"编辑"菜单中的"复制"命令，然后粘贴到 Word 等编辑文档中。

（13）心率计算。如果直接测量心率，可以选择需要测量心率的心电图信号，点击"工具栏"中的 按钮，打开放大窗口，如图 1-2-21 所示。

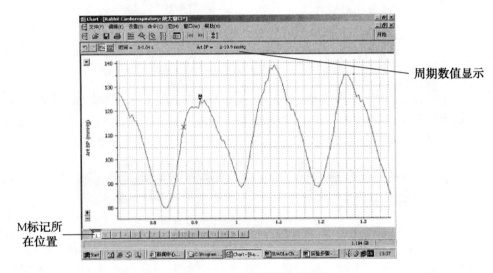

图 1-2-21 "心率计算"对话框

拖动左下角的 标记到心电图的 R 波顶点位置，然后将光标移到下一个心电周期的 R 波顶点，这时可以在放大窗口的上方读到这次心电的周期。根据这个周期，可以用下面的公式计算得到心率：

$$心率＝60÷周期$$

（钱　海）

第二节　机能学实验常用仪器

一、电子刺激器

电子刺激器是发出电脉冲用以引起组织兴奋的仪器。由于电刺激在刺激频率、强度及刺激持续时间方面均易精确控制,故机能学实验中常用电脉冲作为刺激形式。

(一)电子刺激器的基本情况

1. 刺激原理

引起组织兴奋的刺激参数包括:一定的刺激强度(电流或电压)、一定的刺激持续作用时间以及适当的强度-时间变化率。电刺激是机能学中用于兴奋组织细胞的常用刺激形式,原因是方波的上升时间快(从几微秒至几十微秒),这种陡峭的前缘刺激电流对生物组织是较为有效的刺激。此外,刺激强度和刺激作用时间容易精确控制,易于重复刺激,不易引起组织损伤,且接近于体内的自然刺激。

电刺激波形与刺激参数之间的关系如图 1-2-22 所示。

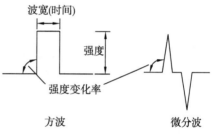

图 1-2-22　刺激器输出波形

① 方波:方波具有双重刺激性质(上升期间和下降期间),刺激强度为波幅,刺激时间为波宽,强度-时间变化率表现为上升或下降的速度。

② 微分波:经过微分后输出的波形,可消除刺激本身引起局部组织的极化作用,一般用于电生理实验中。

2. 电刺激器的类型

(1)恒压刺激器与恒流刺激器。

恒压刺激器:输出恒定电压脉冲。用于电击、计滴以及学生实验中的组织细胞的电刺激,或用于刺激组织细胞时电阻抗变化不大的场合。刺激强度用刺激电压表示。

恒流刺激器:输出恒定电流脉冲。用于组织受局部刺激或损毁以及刺激组织细胞时电阻抗变化明显的场合。刺激强度用刺激电流表示。

(2)外置型刺激器和内置型刺激器。

外置型刺激器:可以是较高性能和较大体积的刺激器,也可以是性能较差或体积较小的刺激器。高质量外置型刺激器的性能一般要优于内置型刺激器,而且输出电压范围要高于内置型刺激器。

内置型刺激器:一些生物信号处理和分析系统内置了刺激器,这些刺激器的刺

21

激参数由程序软件通过窗口显示或选项由操作者自行设置,使用方便。但是,计算机电源变压和稳压系统限制了与之关联的刺激器的输出电流和电压大小。此外,一些生物信号采集和分析系统采用软件在触发内置刺激器输出时,同时向显示或记录系统输出信号,此时,不论刺激器输出是否正常,显示或记录系统均能得到刺激输出信号,在这种情况下容易误导操作者。因此,使用前或无刺激信号出现时应当了解所用系统的显示或记录信号是否来自刺激器输出端。

3. 刺激器使用方法

(1)参数设置:按下列顺序进行。

① 设置刺激形式:选择单个刺激或连续刺激。

② 设置刺激波形:选择方波或微分波。

③ 设置刺激波宽:波宽为一个刺激所作用的时间。

④ 设置刺激强度:选择合适大小,不宜过大。

(2)启动刺激:打开刺激器电源开关或开启软件面板的"开始"按钮。

(3)使用注意事项:刺激器在漏电时,可引起外壳表面带电,要防止电击伤人和触电。另外,漏电电流可通过刺激电极进入组织细胞,引起组织标本挛缩,形成无效刺激。

(二)常用刺激器

本章第一节中已经介绍了生物信号采集处理系统的电刺激器功能,现就机能学实验中另一款常用刺激器——YSD-4药理生理多用仪作简单介绍。

1. YSD-4药理生理多用仪使用方法

(1)连续A。

接好电源,调好输出频率与强度,将刺激方式旋钮拨至"连续A",按"启动"按钮,从输出端即输出连续脉冲,欲停止输出可按"停止"按钮即输出停止。

(2)连续B。

主要用于动物激怒实验,当刺激方式旋钮拨至"连续B"时,由门电路控制继电器的开合,后面板上的钮子开关置于"激怒"位置,由旁边的两芯插座输出0～140 V可变的交流电压,每次输出的时间间隔由"B时间"选择开关控制。例如,"B时间"置于"5秒",即每隔5 s输出刺激脉冲一次。而每次输出的持续时间则由"A频率"选择开关调节。例如,"A频率"置于1 Hz,即每次输出刺激脉冲持续1 s,置于4 Hz即每次输出持续时间为$\frac{1}{4}$ s。在此同时前面板仍有刺激脉冲输出,其"波宽"和"强度"旋钮均起作用。

(3)连续双次。

刺激方式旋钮拨至"连续双次"时,输出成对脉冲,可用作肌肉神经不应期的测定,成对脉冲的周期由"B时间"选择开关决定,而每对前后两个脉冲波之间的间隔由延迟旋钮在0～300ms范围内连续可调。"波宽"和"强度"均分别可调。

（4）定时。

当刺激方式旋钮拨至"定时"挡时，按动"启动"控钮，可输出定时的连续脉冲，脉冲的频率由"A频率"调节开关决定，每次输出的持续时间由"B时间"调节，用于定时刺激。例如，将"B时间"开关拨至5 s，频率拨至16 Hz，在每按一次"启动"按钮后即每秒输出16个脉冲，持续5 s即停止。

（5）单次。

刺激方式旋钮拨至"单次"时，每按一次"启动"按钮即可输出一次单个脉冲，用于单刺激，在此同时通过继电器由后面板的两芯插座输出一次交流电压，可作动物电惊厥实验用。

（6）恒温控制。

将调整好所需温度的水银导电表插入后面板温度控制插口，其旁边的钮子开关拨向"恒温"一边，交流输出两芯插座与电热器相连，当温度下降时即通电加热，温度上升超过规定值时则自动断电，从而保持恒温。但加热器功率不能超过300 W。

（7）数码管计数器的功能。

① 计时间。当面板上的计时计滴转换开关拨至"计时"时，即按"B时间"选择开关选定的时间进行计时，除由计时电磁标做记录外，也可由发光数码管直接显示累计时间，按"停止"按钮可使数码管数字复"0"。

② 计滴。计时计滴转换开关拨至"计滴"，将受滴器插子插入计数输入插口中，当受滴器滴入液体时，数码管便可显示并累计液滴滴数，同时电磁标"动作"也进行记录。

2. 注意事项

（1）电源线插子应插入后面板靠边缘的两芯电源插座，切勿错插入"恒温"输出的两芯插座，以免烧毁机器。因为这两个两芯插座的式样相同。

（2）当后面板的钮子开关拨向"恒温"一边，则两芯插座有220 V交流电压输出，此时须注意安全。平时应把钮子拨向"电惊厥"一边。

（3）"刺激方式"开关为"连续B"或"连续双次"时，"A频率"开关须放在适当的位置，即"A频率"必须大于2倍的"B时间"。例如，"B时间"为0.125 s，"A频率"须置16Hz以上；若"B时间"为1 s，"A频率"须置2 Hz以上，否则机内继电器将长时间吸合，造成元件损坏。

（4）使用时防止感应电流的影响，仪器必须良好接地。

（5）刺激器输出两根电线不得短路，否则会因电流过大损坏仪器。

二、换能器

除了电信号外，其他信号（如机械、声、光、磁以及温度等）一般难以直接引出，往往需要将一种形式的能量转变为另一种形式的能量（一般为电信号），这种装置称为换能器，也称传感器。换能器种类繁多，机能学实验中最常用的换能器包括张力-电换能器、压力-电换能器和呼吸-电换能器。

（一）张力换能器

1. 原理和结构

张力换能器是机械-电换能器的一种，是根据某些半导体材料在外力作用下发生变形时，其电阻会发生改变的"应变效应"原理而设计的。张力换能器(图1-2-23)的灵敏度和量程取决于悬梁(应变片)的厚度。悬梁臂越薄，灵敏度就越高，量程范围也越小。

2. 使用注意事项

不同量程的张力换能器有不同的测量范围和受力限度。只有在其有效测量范围内的测量才具有其线性相关，否则测量结果不准确；超过受力限度，悬梁弯曲变形，换能器将被破坏。

安装设计的原则是：严防任何水滴通过悬梁进入换能器内部，垂直牵拉悬梁，拉力适度。

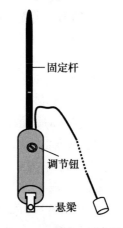

图1-2-23　张力换能器

（二）压力换能器

压力换能器能将液体压力变化转换为电信号，具有精确度高、线性反应好和操作方便等优点。

1. 原理和结构

压力换能器的原理与张力换能器相似。

如图1-2-24所示，换能器头部为透明罩(压力室)，透明罩前端有两管，一管为侧管，用于排气，另一管为导入管(位于换能器前端正中央)，用于与三通阀相连。透明罩后部有薄片状的两硅膜片作为应变元件，可将压力

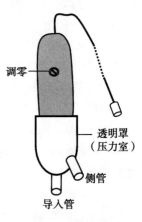

图1-2-24　压力换能器

变化转变为电阻值的变化，这种变化导致换能器内部平衡电桥失衡，在换能器尾端输出线输出与压力呈线性相关的电信号。

2. 用途

用于测定动脉血压、中心静脉压、胸膜腔内压、胃肠内压、肺内压、心腔内压等各种压力变化和组织或器官的舒缩活动情况，因此，广泛用于在体和离体实验研究。

3. 使用方法

(1) 开启、预热生物信号采集和分析系统或多导生理记录仪。

(2) 将压力换能器尾端输出线插头接入上述记录系统。

(3) 换能器连接血管插管。旋转三通阀旋钮，用注射器通过三通阀侧管向血管插管内注满抗凝生理盐溶液。完全关闭三通阀，拔出注射器，进行血管插管和血压测量。

（4）使用完毕后及时去除透明罩内液体或残留血液，用水轻轻洗净晾干。根据定标值对实验结果进行定量计算。注意不同放大倍数间定标值的换算。

（三）三通阀

1．用途

作为压力换能器的主要附件，也可用于其他需要改变液体方向的连接。

2．使用方法

三通阀的原理及其状态如图 1-2-25 所示。三通阀的套管端用于与血管插管相连，压力换能器端与压力换能器相连，注射端可与注射器针筒相连。不同公司的三通阀使用差别主要在于旋钮指向与状态之间的关系，使用前应当熟悉此关系，当不能确定时可将注射器套入注射端注水观察。

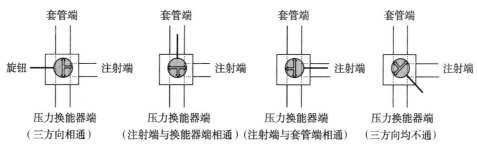

图 1-2-25　三通阀原理及其状态示意图

（四）呼吸换能器

1．规格

有捆绑式、插管式。

2．用途

捆绑式是利用具有弹性伸缩特性的捆绑带（内置有张力换能装置）捆绑于胸部，随着呼吸活动，捆绑带的伸缩拉动换能器，用于记录呼吸运动。主要用于测量兔、狗的呼吸波。插管式是由差压阀、差压换能器和放大器组成，可直接连接到动物的气管上进行测量。这种呼吸换能器不仅可测量动物的呼吸波，而且可测量呼吸流量，因此，又称为呼吸流量换能器。

三、心电图机

心电图机是用来记录心脏活动时所产生的生物电信号的仪器。由于心电图机诊断技术成熟、可靠，操作简便，检查价格适中，对病人无损伤等优点，已成为各级医院中最普及的医用电子仪器之一。

（一）使用方法

（1）接好心电图机的电源线、地线和导联线。电源开关置于"ON"，预热 3 ～ 5 min。

（2）电源开关置于"AC"（交流），此时"LINE""TEST""PAPER SPEED（25 mm/s）""SENSITIVITY（l）""STOP"等晶体灯发出亮光。

（3）调节基线控制旋钮应能改变描笔的位置,使之停在记录纸中央附近。

（4）按动"CHECK"键,此时"STOP"灯灭,"CHECK"灯亮。

（5）按动定标键"1 mV",使描笔随着定标键的按动而作相应的摆动。

（6）按"START",此时"CHECK"灯灭,"START"灯亮,记录纸按 25 mm/s 速度走动。

（7）继续按动定标键,在走动的记录纸上可看到一清晰的定标方波,其振幅应是 10 mm。

（8）受试者安静仰卧,全身肌肉放松。

（9）在安放电极的部位用 95％酒精棉球擦拭脱脂,3％盐水棉球涂抹,然后将与心电图机相连的引导电极安放在人体一定的部位。

① 肢体导联:

红色电极:右手腕部　　　　　黄色电极:左手腕部

绿色电极:左足踝关节上方　　黑色电极:右足踝关节上方(接地)

② 胸前导联(电极表面一般均有导联标记):

V1 导联:胸骨右缘第四肋间　　　V2 导联:胸骨左缘第四肋间

V3 导联:V2 与 V4 连线中点　　　V4 导联:左锁骨中线与第五肋间相交处

V5 导联:左腋前线 V4 导联水平处　V6 导联:左腋中线 V4 导联水平处

（10）按动"LEAD SELECTOR"键,使之由"TEST"向"Ⅰ"导联和"Ⅱ"导联转换。

（11）在心电图纸上得到一段清晰的记录后,可继续按动"LEAD SELECTOR"键,使之由"Ⅰ"导联向"Ⅱ"导联转换。以此类推,可重复上述操作,完成 12 个导联的心电图记录。

（12）仪器使用完毕,切断电源,做好清洁工作,并做好仪器使用登记。

（二）波形分析和测量

（1）观察并用分规测量心电图上的 P 波、QRS 波群、T 波及 P-R 间期、Q-T 间期、R-R 间期。

（2）测量波幅:凡向上的波形,其波幅自基线的上缘测量至波峰的顶点;凡向下的波形,其波幅应从基线的下缘测量至波谷的底点。纵坐标每一小格(1 mm)代表 0.1 mV。

（3）测量时间:正常情况下使用走纸速度为 25 mm/s。这时心电图纸上横坐标的每一小格(1 mm)代表 0.04 s。

（三）注意事项

（1）心电图机接地良好。

（2）由于皮肤是不良导电体,要获得优良的信号,电极与皮肤的良好接触是很重要的,可在放置引导电极部位涂抹电极胶,如有必要,请将电极贴附部位的毛发剃掉。

（3）导联电缆的芯线或屏蔽容易折断损坏,特别是靠近两端的接头处,切忌用力牵拉或扭曲,收藏时应盘成直径较大的圆环或悬挂,避免过度扭曲或锐角折叠。

四、分光光度计

分光光度计是指能从含有各种波长的混合光中将某一单色光分离出来并测量其强度的仪器。机能学实验中常用的 722 型分光光度计能在可见光谱区域内对样品物质作定性和定量分析,其灵敏度、准确性和选择性都较高。722 型分光光度计由光源室、单色器、试样室、光电管暗盒、电子系统及数字显示器等部件组成。光源为钨卤素灯,波长范围为 330~800 nm。单色器中的色散元件为光栅,可获得波长范围狭窄的、接近于一定波长的单色光。其外部结构如图 1-2-26 所示。

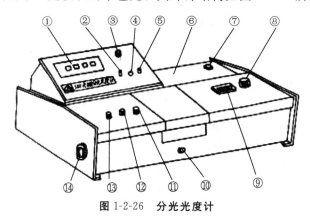

图 1-2-26 分光光度计

① 数字显示器;② 吸光度调零旋钮;③ 选择开关;④ 吸光度调斜率电位器;⑤ 浓度旋钮;⑥ 光源室;⑦ 电源开关;⑧ 波长手轮;⑨ 波长刻度窗;⑩ 试样架拉手;⑪ 100％旋钮;⑫ 0％旋钮;⑬ 灵敏度调节旋钮;⑭ 干燥器。

（一）使用方法

1. 预热仪器

将选择开关置于"T",打开电源开关,使仪器预热 20 min。为了防止光电管疲劳,不要连续光照,预热仪器时和不测定时应将试样室盖打开,使光路切断。

2. 选定波长

根据实验要求,转动波长手轮,调至所需要的单色波长。

3. 固定灵敏度挡

在能使空白溶液很好地调到"100％"的情况下,尽可能采用灵敏度较低的挡,使用时,首先调到"1"挡,灵敏度不够时再逐渐升高。但换挡改变灵敏度后,须重新校正"0％"和"100％"。选好的灵敏度,实验过程中不要再变动。

4. 调节 $T=0\%$

轻轻旋动"0％"旋钮,使数字显示为"00.0"(此时试样室是打开的)。

5. 调节 $T=100\%$

将盛蒸馏水(或空白溶液,或纯溶剂)的比色皿放入比色皿座架中的第一格内,并对准光路,把试样室盖子轻轻盖上,调节透过率"100％"旋钮,使数字显示正好为"100.0"。

6. 吸光度的测定

将选择开关置于"A",盖上试样室盖子,将空白液置于光路中,调节吸光度调节旋钮,使数字显示为".000"。将盛有待测溶液的比色皿放入比色皿座架中的其他格内,盖上试样室盖,轻轻拉动试样架拉手,使待测溶液进入光路,此时数字显示值即为该待测溶液的吸光度值。读数后,打开试样室盖,切断光路。重复上述测定操作1~2次,读取相应的吸光度值,取平均值。

7. 浓度的测定

选择开关由"A"旋至"C",将已标定浓度的样品放入光路,调节浓度旋钮,使得数字显示为标定值,将被测样品放入光路,此时数字显示值即为该待测溶液的浓度值。

8. 关机

实验完毕,切断电源,将比色皿取出洗净,并将比色皿座架用软纸擦净。

(二)注意事项

(1)为了防止光电管疲劳,不测定时必须将试样室盖打开,使光路切断,以延长光电管的使用寿命。

(2)取拿比色皿时,手指只能捏住比色皿的毛玻璃面,而不能碰比色皿的光学表面。

(3)比色皿不能用碱溶液或氧化性强的洗涤液洗涤,也不能用毛刷清洗。比色皿外壁附着的水或溶液应用擦镜纸或细而软的吸水纸吸干,不要擦拭,以免损伤它的光学表面。

五、血气分析仪

血气分析仪是用于直接测定全血中的氢离子浓度(pH)、二氧化碳分压(p_{CO_2})和氧分压(p_{O_2})三项基本指标的,并通过这三个测定数据计算出其他参数,如实际碳酸氢盐(AB)、标准碳酸氢盐(SB)、碱剩余(BE)、缓冲碱(BB)、血氧饱和度(S_{O_2})、总二氧化碳量(T_{CO_2})等。通过血气分析能反映机体的呼吸和代谢功能。

(一)仪器的结构和原理

血气分析仪的结构包括 pH 电极、甘汞参比电极、p_{CO_2} 电极、p_{O_2} 电极及恒温器、气体混合器、放大器、数字显示器和打印机等。仪器的性能主要取决于电极的敏感性和稳定性。

1. pH 电极

两种不同 pH 溶液以敏感玻璃膜隔开,一侧为已知 pH 溶液(pH 6.840),另一侧为未知 pH 溶液。在玻璃膜表面间产生电位差,取决于敏感玻璃膜两边 pH 差值。也就是说,产生的电位差取决于待测溶液的 pH。为了准确测定这个电位差,参比电极采用了标准汞-氯化亚汞(甘汞)电极,其作用是提供一个标准的参考电压。测定电极采用了银-氯化银电极,其功能是传递玻璃膜两边的电位差。在 37℃ 温度下 pH 每改变一个单位,电动势改变 61.5 mV(1 mV$=10^{-3}$ V)。

2. p_{CO_2} 电极

p_{CO_2} 电极是气敏电极。根据亨利(Henry)气体溶解定律,在温度恒定时跨越气体可透膜的气体扩散的量与该气体压力梯度成正比。p_{CO_2} 电极安装了气体渗透膜,即 p_{CO_2} 电极膜,它可透过二氧化碳,而其他离子则不能通过。如果电极膜侧与位于另一侧的碳酸氢盐溶液之间存在着 p_{CO_2} 梯度,则 CO_2 就会进入 HCO_3^- 溶液并进行化学反应:$CO_2+H_2O \Longrightarrow H_2CO_3 \Longrightarrow H^+ + HCO_3^-$,反应所产生的 H^+ 浓度直接与电极膜接触的 p_{CO_2} 成正比,测出 pH 变化值便测出溶液中的 p_{CO_2}。

3. p_{O_2} 电极

p_{O_2} 电极是一种极谱化气敏电极,它由一根阳极和一根阴极组成,测定时 p_{O_2} 电极浸置在电解质溶液中,电解质溶液中的银阳极吸引 Cl^- 形成 AgCl,而产生恒定的电流,使阴极端 O_2 与 H_2O 发生化学反应,$O_2+2H_2O_2+4e \longrightarrow 4(OH)^-$。由于阴极端氧被消耗,血标本中的 O_2 通过特殊半透膜向阳极扩散,扩散量与血液中的 O_2 及电极间的电流量成正比,因此测定电流变化即可测定血标本的 p_{O_2}。

(二)血气分析测定方法

1. 采血方法

采血应在安静状态下,否则会引起 p_{CO_2} 下降。采血部位最好是动脉,如股动脉、桡动脉或肱动脉。为避免肝素对血样的稀释而影响血气结果,最好使用肝素化的干注射器(或用消毒的注射器取 1 250 U/mL 肝素钠注射液少许,湿润空针内壁后推去肝素钠注射液)采血,针刺入动脉后,借助于血压推动针芯而不要抽取,避免负压使血中的氧和二氧化碳溢出,也可避免空针漏气导致空气气泡进入血样。取血量最好在 1.5～2 mL。拔出针头后立即插入橡皮塞内隔绝空气,然后用双手搓动注射器 10 次,使肝素与血液混匀以防止凝血,立即送检。

2. 标本的保存

原则上抽取标本后应立即送检,如不能立即送检,应将标本放入冰箱冷藏室保存。在室温 25℃ 下,标本应在 20 min 内进行测定;在冰箱冷藏室(9℃左右)存放标本时最好不要超过 2 h,否则由于血细胞代谢,使得 pH、p_{O_2} 降低,p_{CO_2} 升高,影响血气分析结果的准确性。

3. 仪器操作注意事项

目前血气分析都实现了自动化,操作只要严格按操作规程进行,就能顺利完成测定,但操作过程中应注意以下问题:

(1)仪器的定标。仪器定标一定要在操作室的温度达到 37℃ 时才能进行,若操作室的温度达不到 37℃ 就进行定标,有可能定标不能通过,即使通过,测出的结果也可能有偏差。仪器定标时一定要检查输入仪器的大气压、氧浓度和二氧化碳浓度是否正确。

（2）标本的分析。分析标本时一定要将标本摇匀,将注射器前边的血推出一些,目的主要是消除肝素的影响及检查标本是否凝血或溶血。凝血的标本会堵塞管道系统,切忌分析;溶血的标本则因动脉血红细胞内的 p_{O_2} 和 p_{CO_2} 高于血浆,pH低于血浆,而使血气的测定结果偏差较大,分析时注意排除气泡。

六、BI-2000 医学图像分析系统

BI-2000 医学图像分析系统的主要特点为有微循环图像和生理参数集成观测、动态图像分析、数字录像和分析、迷宫自动跟踪分析、免疫组化和体积测算、离子通道图像分析、静态图像处理和分析、凝胶电泳图像分析等功能。图像分析系统结合了生物显微镜技术,可清晰观察兔、大鼠、蛙等动物的肠系膜微循环,在手术灯照明条件下,可观察小鼠耳郭、甲襞微循环。采用生物显微镜成像的另外一个好处是:可以用于组织切片等的成像和分析,如免疫组化分析、细胞计数、面积长度测量等应用。

（一）BI-2000 医学图像分析系统的结构和功能

1. BI-2000 医学图像分析系统的结构

（1）硬件。包括显微镜、彩色数码摄像头、数字录像、图像转换器、图像处理卡、图像捕获卡、计算机、打印机、数控微循环恒温控制器等。

（2）软件。有图像捕获软件、图像处理软件、图像分析软件和图文资料管理软件。

2. BI-2000 医学图像分析系统的基本功能

（1）包括肠系膜微循环图像实验,集成数码图像与心电、血压和呼吸等生理参数综合观测,血管直径、血流速度、血流量测算,15 种实验参数交互测量和记录,图像与生理波形同步记录和回放,实验图文报告打印。

（2）具有免疫组化分析功能。可自动测量阳性分布面积、平均灰度和平均光密度、积分光密度(IOD)等参数,支持灰度分割、色度分割和交互分割三种方式。

（3）提供人体甲胃微循环观测。有田氏法和金氏法两种统计方法可选,分别可得到 20 种常见测量参数和加权积分值,以综合判断结果。

（4）具有细胞自动计数功能。可实现杂质滤除、填补空洞、分割目标、清除目标,提高计数准确度。

（5）具有数字录像功能。支持 MPEG-4 实时录像,可在任何机器上播放。

（6）具有图像形态测量功能。可测量直线、曲线、面积、周长等参数。

（7）具有动态图像分析功能。可数字录像交互分析,可以测量如变化幅度、速率、频率等参数,适合心肌细胞药理分析等。

（8）可进行序列图像体积测算。用于序列切片图像目标体积、体表面积的计算。

（9）具有多媒体教学管理功能。包括数字录像教学、教学切片图像数据库,支持教学切片说明和图像对比放大功能。

（二）BI-2000 医学图像分析系统的基本操作过程

1. 图像采集

由图像采集模块完成。在采集图像之前,要确定所采集图像的分析目的,因为

不同分析目的的数字图像对采集条件的要求不同,如对物镜放大倍率及聚光镜的调整有一定要求。

2. 系统定标

系统定标分几何定标和光密度定标。几何定标的目的是测出数字图像中每一像素所代表的实际尺寸;光密度定标的目的是对整张图像的光密度进行校正,方法是将一套标准的光密度片通过显微镜摄像系统输入图像分析软件,然后由系统自动完成定标。

3. 图像处理

在图像分析前,根据不同的分析目的,可以先对图像进行处理,图像处理的方法很多,如四则运算、锐化、模糊、滤波等。

4. 图像分割

图像分割是对要做的图像分析测量的目标作分割标记(因为测量的准确程度如何,与分割的结果有直接的关系)。图像分割的效果相当于在原图像上涂一层标记色,不同的颜色表示不同的类别。

5. 图像目标分析

图像目标分析是对图像分割出来的目标做统计、计算、特征的提取、测量等操作。根据测量参数的不同,已开发出多种功能模块。

6. 图像分析指标

在微循环动态图像实验中常用测量参数有:输入管径、输出管径、血管直径、血管长度、血管数目、管祥数目、管祥长度、红细胞聚集个数、白细胞数、血流速度、血流量测算、血流动态(线流、线粒流、粒流、粒线流及摆流等)等数据。

七、HX-300 动物人工呼吸机

HX-300 动物人工呼吸机(图 1-2-27)主要用于生物机能实验中协助麻醉或开胸动物进行被动呼吸,以使生物机能实验顺利进行。该呼吸机适用于小鼠、大鼠、豚鼠、兔、猫和犬等常用实验动物。

(一)仪器的原理及性能

1. 原理

该呼吸机采用定容型正压呼吸,用直流

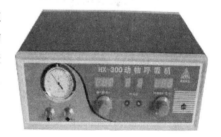

图 1-2-27　HX-300 动物人工呼吸机外形图

电机作为驱动力,推动机内活塞往复运动从而产生节律性气流输出,经吸气管进入动物体内,使肺扩张以达到气体交换的目的。

2. 性能指标

(1)潮气量调节范围:1～300 mL。

(2)频率调节范围:1～200/min。

(3)呼吸时比调节:(1～5):(1～5)(吸、呼值均可选 1～5 之间的整数调节,这样共有 25 种呼吸时比可调)。

（二）仪器使用方法

1. 准备

将两橡皮管一端分别套在潮气输出口及呼气口的接头上,另一端分别套在选好的三通插管上,然后插上电源。

2. 操作

（1）打开电源开关。

（2）根据实验动物所需呼吸时比、呼吸频率和潮气量的值调整。吸呼时比的调节可按吸、呼比下面相应按钮来进行调节,吸呼时比可设定为1~5之间的任意整数比例。呼吸频率通过相应旋钮进行调节,顺时针旋转频率增加,逆时针旋转频率减少。潮气量调节方法同呼吸频率的调节方法。

（3）将三通一头用胶管与动物气管插管连通。

（4）按"启动"按键即开始控制动物呼吸。

（5）在动物进行机控呼吸时,应及时观察所选的各参数是否适合实验动物所需。

3. 注意事项

（1）接通电源后进行机控呼吸时"启动"键一定要按下,不然指示灯虽亮,但机器不会工作。

（2）潮气量多数与呼吸频率及呼吸时比的参数之间有一定的关系(表1-2-1),如果在实验中需要将后两值进行重新调整时,那么应将潮气量输出值也重新调整到所需值(主要是潮气量的选择),如觉不合适,应及时调整。

表 1-2-1　常见动物呼吸机参数设置

动物名称	体重/g	潮气量/mL	呼吸时比	呼吸频率/(次/分钟)
小鼠	10	1~2	5∶4	150~180
大鼠	200~250	6~8	5∶4	60~80
家兔	2 000~2 500	34~45	5∶4	30~35

八、恒温水槽

生物机能实验在进行动物离体实验时,给离体组织器官提供生理恒温环境是非常重要的。超级恒温水槽能提供精确的恒温环境,满足离体组织器官恒温环境要求。超级恒温水槽有多种型号,在此介绍HSS-1B型数字式超级恒温水槽(图1-2-28)。

（一）仪器的原理及性能指标

HSS-1B型数字式超级恒温水槽的主要功能是保持容器内水的温度恒定,用水泵提供恒温水循环。HSS-1B型数字式超

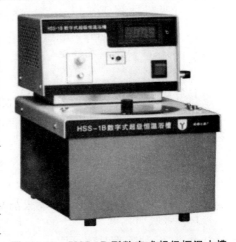

图 1-2-28　HSS-1B型数字式超级恒温水槽

级恒温水槽采用数控技术,温度采用数字设定、数字显示,控温范围为室温至95℃,温度波动度为±0.03℃,温度显示分辨率为0.1℃,循环水流量为6 L/min,加热功率为1 kW,该仪器还配有镇痛实验的镇痛槽。

（二）仪器使用方法

1. 准备

（1）往水槽中灌满液体（建议用蒸馏水）,液面离水槽上盖平面的距离约3 cm,液面过低则可能烧毁加热管,过高则液体容易溢出。

（2）将水槽的出水口及回水口用两根橡胶管与所需恒温的设备相连接。

（3）将仪器电缆插头插于接有地线的三芯插座上,电源波动不得超过额定电压的±10%。

2. 操作

（1）开启"电源"开关,仪器即开始工作,将温控器设定钮开关置于"显示",此时显示水槽内实际温度。

（2）设定温度,将设定钮开关置于"设定"后,旋转温度调节旋钮,直到显示器显示出所需要的工作温度,同时将设定钮开关置于"显示",仪器显示温度达到设定值,直至稳定显示槽内实际液温。

（3）镇痛实验时,先关闭电源,用一根橡胶管把进出水口连通,将水槽内的水减少1.6 L,以放入镇痛槽后水不溢出为准。镇痛槽放入水槽后用支承板上左右两侧的螺套和压紧板压住镇痛槽,固定好。开启电源开关,进行温度设定,待显示器的温度达到设定温度时,便开始实验。

（4）要用试管架做实验,取下固定在上盖的支承板,将试管架放入水槽中,便可进行样品恒温。

（三）注意事项

（1）应经常检查槽内液面是否符合要求。

（2）水槽内没有水时,绝对不能开机工作,以免烧坏加热管。

（3）仪器长期不用要关闭电源,拔下电源插座。

九、神经标本屏蔽盒

在进行蟾蜍坐骨神经干动作电位、兴奋不应期以及传导速度的测定实验中,为了保持神经干的良好机能状态,必须使用神经屏蔽盒,它对隔离、屏蔽干扰和噪声是必需的。神经屏蔽盒还对神经干有防干燥作用。神经屏蔽盒外壳是金属,外壳接地即可。神经屏蔽盒中配有相应的银丝电极,作为刺激和电位引导电极。盒内装有两对电极和一根接地线电极。其中一对为刺激电极,接刺激隔离器输出端;一对为引导电极,连示波器输入端。两对电极之间为一根接地电极。神经标本必须与5根电极良好地接触。神经标本的放置方向是中枢端接触刺激电极,外周端接触引导电极。

神经标本屏蔽盒的使用注意事项有:

33

① 电极的银丝必须保持清洁,如有污垢可用浸有任氏液的棉球轻轻擦拭,仍不能清除时,可用细砂纸轻轻擦净。

② 实验时标本应经常保持湿润,以防神经干燥。标本安好后应将上盖盖好。标本两端的扎线要悬空。

十、肌槽

肌槽可固定并刺激蛙类神经肌肉标本,用于肌肉标本收缩力的分析,它分为平板式和槽式两种。将肌槽的固定棒固定于双凹夹的水平凹内,再通过垂直凹将肌槽水平固定于铁架台。将神经搭在电极上,使肌肉附着的股骨断端插入电极旁的小孔内,并通过旋紧螺丝固定标本一端。若用于肌肉收缩力学实验时,将肌肉标本游离丝线扎在肌槽正上方张力换能器悬梁的小孔内。此时若用电刺激神经,则引起肌肉收缩,拉动张力换能器悬梁,描记出肌肉收缩曲线。若实验设计是要观察不同后负荷对肌肉收缩的作用,必须保持肌肉初长度不变以排除前负荷对肌肉收缩的影响,此时可将"后加负荷"螺丝旋上,使之刚好触及杠杆,然后施加后负荷。此时电刺激神经,则引起肌肉收缩,拉起杠杆,描记出肌肉收缩曲线。

(陈月芳　张征仙　王　瑛)

第三节　机能学实验常用手术器械与使用方法

根据生理学实验的需要,常用手术器械与人用外科手术器械基本相同。针对实验动物的不同,也有一些特殊器械。现将常用器械及其用法简介如下。

一、哺乳类

1. 手术刀

手术刀主要用于切开皮肤、组织器官。常用手术刀为刀柄和刀片组合式,也有刀柄和刀片相连的。根据手术的部位与性质,可以选用大小、形状不同的手术刀片。刀片安装方法:用止血钳夹住刀片,将刀片根部插入刀柄前段颈部(有突起的一侧),在插入过程中刀片的弹力作用使得刀片本身自动入位。

常用的执刀方法有4种:

(1)执弓式:这是一种最常用的执刀方法,动作范围广而灵活,用于腹部、颈部或股部的皮肤切口。

(2)执笔式:此法用力轻柔而操作精巧,用于切割短小而精确的切口,如解剖神经、血管,作腹膜小切口等。

(3)握持式:常用于切割范围较广、用力较大的切口,如切开较长的皮肤、截肢等。

(4)反挑式:此法多使用刀口向弯曲面的手术刀片,常用于向上挑开组织,以免损伤深部组织。

2. 手术剪

手术剪分尖头和圆头两种,即尖头剪和钝头剪。其尖端还有直、弯之别,主要用于剪皮肤或肌肉等粗软组织。此外,也可用来分离组织,即利用剪刀的尖端,插入组织间隙,分离无大血管的结缔组织等。另外,还有一种小型手术剪,叫眼科剪,主要用于剪血管或神经等柔软组织。眼科剪也有直头与弯头之分。正确的执剪姿势为用拇指与无名指持剪,食指置于手术剪的上方。

3. 粗剪刀

用于剪实验动物皮毛、肌肉、皮肤等粗硬组织。

4. 手术镊

手术镊有圆头、尖头两种,又有直头和弯头、有齿和无齿之别,而且长短不一,大小不等,可根据手术需要选用。手术镊主要用于夹持或牵拉切口处的皮肤或肌肉组织,以便于剥离、剪断或缝合。有齿镊主要用于夹持较坚韧或较厚的组织,如皮肤、筋膜、肌腱、肌肉等;无齿镊主要用于夹持较脆弱的组织,如血管、黏膜等。眼科镊用于夹持细软组织如神经末端和血管。眼科弯头镊特别适用于神经血管分离后下方的穿线。正确的执镊姿势类似于执笔式,以拇指对食指和中指,较为灵活方便。

5. 玻璃分针

玻璃分针是专用于分离神经、血管与肌肉的工具。有直头与弯头两种,其尖端圆滑,分离时不易损伤神经或血管。

6. 止血钳

止血钳主要作用是钳夹血管或出血点,以达到止血的目的;也用于分离组织、牵引缝线、提拉皮肤、把持和拔出缝针,不同类型的止血钳又有不同的用途。常用止血钳有以下三种。

(1) 直止血钳。分长短两种类型,又有有齿和无齿之别。无齿止血钳主要用于夹住浅层出血点,以便止血,也可用于浅部的组织分离。有齿止血钳主要用于强韧组织的止血、提起皮肤等,但不能用于皮下止血。

(2) 弯止血钳。与直型的大同小异,也分长短两种,主要用于深部组织或内脏出血点的止血。

(3) 蚊式止血钳(蚊嘴钳)。此种止血钳头端细小,又叫小止血钳,适用于细嫩组织的止血和分离,不宜钳夹大块或坚硬组织。

执止血钳的姿势均与执剪刀的姿势相同。开放止血钳的方法是利用右手已套入血管钳环口的拇指与无名指相对挤压,继而以旋开的动作开放血管钳。

7. 持针器与缝针

持针器主要用于夹持缝针,缝合组织。持针器的头端较短,口内有槽。使用时,用持针器的尖端夹持缝针近鼻端1/3处。执持针器的姿势与执剪刀略同,但为了缝合方便,可不必将拇指和无名指套入环口中,而可把持于近端柄处。缝针的选择:圆针多用于缝合软组织,三棱针用于缝合皮肤,弯针用于缝合深部组织。

8. 注射器与针头

注射器规格大小的选择主要取决于所要注射溶液容积的大小和精度。针头的规格见表1-2-2。安装针头时注意保持针头斜面与注射器刻度面一致。

表1-2-2　注射器针头常用规格

动物名称	皮下注射	肌肉注射	静脉注射	腹腔注射	灌胃
小白鼠	5(1/2)	5(1/2)	4	5(1/2)	9(钝头)
大白鼠	6	6	5	6	静脉切开针
鼠	6(1/2)	6(1/2)	5	7	静脉切开针
兔	6(1/2)	6(1/2)	6	7	10号导尿管

9. 骨钳

骨钳主要用于咬切骨组织,如打开颅腔或骨髓腔等,骨钳分为剪刀式和小蝶式两种,前者适用于咬断骨质,后者适用于咬切骨片。

10. 颅骨钻

颅骨钻主要用于开颅时钻孔。

11. 动脉夹

动脉夹主要用于短期阻断动脉血流,如插动脉插管时使用。

12. 气管插管

气管插管在急性动物实验时插入气管,以保证呼吸通畅。其一端接呼吸换能器,可记录呼吸运动。

13. 血管插管

动脉插管可用16号输血针磨平针头来代替。在进行急性动物实验时,血管插管一端插入动脉,另一端接压力换能器或水银检压计,以记录血压。静脉插管插入静脉后固定,以便于在实验过程中随时用注射器通过插管向动物体内注射各种药物和溶液。

14. 手术台

手术台用于固定哺乳类动物,便于对动物进行手术。有犬手术台和兔手术台等。

二、两栖类

1. 剪刀

剪刀用于剪实验动物皮毛以及蛙类的骨、肌肉、皮肤等粗硬组织;手术剪刀用于剪肌肉等软组织;眼科剪用于剪神经、血管和心包等细软组织。

2. 手术镊

手术镊有圆头、尖头两种,又有直头和弯头、有齿和无齿之别,而且长短不一,大小不等,可根据手术需要选用。主要用于夹持或牵拉切口处的皮肤或肌肉组织,以便于剥离、剪断或缝合。有齿镊主要用于夹持较坚韧或较厚的组织,如皮肤、筋膜、肌腱、肌肉等;无齿镊主要用于夹持较脆弱的组织,如血管、黏膜等。眼科镊用于夹持细软组织如神经末端和血管。眼科弯头镊特别适用于神经血管分离后下方的穿线。正确的执镊姿势类似于执笔式,以拇指对食指和中指,较为灵活方便。

3. 毁髓针

毁髓针是专门用来毁坏蛙类脑髓和脊髓的器械。它分为针柄和针部,持针姿势一般采用执笔式。

4. 玻璃分针

玻璃分针是专用于分离神经、血管与肌肉的工具,有直头与弯头两种,尖端圆滑,分离时不易损伤神经或血管。

5. 蛙心夹

蛙心夹用于夹住蛙心,以描记心脏的舒缩活动。使用时,将其一端在心室舒张时夹住心尖,另一端借细线连于杠杆或换能器。

6. 蛙板

蛙板是约为 20 cm×15 cm 的木板,用于固定蛙或标本,可用大头针(或蛙钉)将蛙腿钉在板上,以便操作和实验。

(王　瑛)

37

第三章

机能学实验基本操作技术

本章主要介绍机能学实验的基本操作技术,包括实验动物的抓取、固定、编号、麻醉、给药、采血、常规手术等。这些基本操作技术在生命科学领域是经常用到的,方法掌握的熟练程度直接影响到实验能否顺利进行。

第一节　实验动物的选择

在医学实验中,实验用动物包括:实验动物,野生动物,经济动物。实验动物是指经人工饲养、繁育,对其携带的微生物及寄生虫实行控制、遗传背景明确或来源清楚,而应用于科研、教学、生产和检定以及其他科学实验的动物。实验动物按遗传学控制分类可分为近交系、杂交一代动物、封闭群动物。

近交系动物是指同胞兄妹交配或亲子交配,连续繁殖 20 代以上培育出来的动物,如 A 系、C57BL。其主要特点是基因位点的纯合性;品系内个体间可接受组织移植;从品系内单个个体的监测中可得知品系整体的基因类型;使用较少量的动物,即可以达到统计学的精确程度。

杂交一代动物是指两个近交系动物有计划交配的第一代动物,如 AKD2F1、BCF1。其主要特点是:基因型一致;个体间基因是相同的;可接受个体间、亲本品系细胞、组织、器官、肿瘤移植;与近交系相比具有杂交优势。近交系动物的生活力、对疾病的抵抗力、对实验的耐受性都较差,而且较难繁殖和饲养;反之,杂交一代具有较强的生命力,对疾病的抵抗力强,寿命较长,容易饲养。

封闭群动物是以非近亲交配方式进行繁殖生产的一个实验动物群,在不从其外部引入新的个体的条件下,至少连续繁殖 4 代以上,称为封闭群动物。例如,KM 小鼠,Wistar 大鼠,New Zealand 兔。其主要特点是:封闭群动物避免了近亲交配,具有较强的繁殖力和生活力;遗传组成具有很高的杂合性,类似于人类群体遗传异质性的遗传组成;用于人类遗传学研究、药物筛选、毒物试验及生物制品和化学药品的鉴定等方面。

实验动物按其微生物学控制分类可分为:① 普通动物(Conventional Animal,

CV)（一级）：微生物控制程度最低的动物,饲养在开放系统,不允许有人畜共患病和动物烈性传染病及体外寄生虫。② 清洁动物（Clean Animal,CL）（二级）：最低限度疾病动物,饲养在亚屏障系统,除不能带有一级动物应排除的病原外,还不能携带对动物危害大或对科研干扰大的病原。③ SPF 动物（Specific Pathogen Free Animal,SPF）（三级）：除一、二级动物应排除的病原外,不携带主要潜在感染或条件致病菌和对科学实验干扰的病原,饲养在屏障系统中。④ 无菌动物（Germfree Animal,GF）（四级）：要求动物体内外无任何可检出的生命体,饲养在隔离系统中。⑤ 悉生动物（Gnotobiotic Animal,GN）（五级）：是指在无菌动物体内移入一种或几种已知微生物的动物,饲养在隔离系统中。

在医学实验中,常根据实验目的和要求选用不同类型和不同级别的动物,实验动物选择的基本原则如下：

一、相匹配的标准化动物

一切动物实验都是为科学研究服务的,选择实验动物,首要的就是要根据研究的内容来选择。例如,蛙的大脑不发达,不可作为高级神经活动的实验,但蛙的脊髓具有最简单的反射中枢,可做神经反射弧实验,实验现象简单、直观、明确、容易分析。

二、预试验

动物预试验的作用在于：初步观察动物是否适宜于本项目的研究;熟悉动物的生物学特性及饲养管理;检查与动物实验配套的实验条件、方法是否初步到位。

三、充分利用与人具有某种相似性的实验动物

绝大多数生物学与医学研究的最终目的是要为人类服务的。因此在实际可能的情况下,尽量选择那些生物学特征及解剖生理特点等与人类类似的实验动物。

一般来说,实验动物愈高等,进化程度愈高,其机能、代谢、结构愈复杂,反应就愈接近人类。猴、狒狒、猩猩、长臂猿等灵长目动物是最近似于人类的理想动物。但实验动物中,并非仅灵长类动物在生物学特性、解剖生理特点等方面与人具有相似性。

1. 结构功能的相似性

尽量选择研究对象的结构与人相似的动物。例如,猪的心脏和皮肤与人有较大的相似性,可以用于冠心病和烧伤研究。

2. 年龄状态的相似性

年龄是一个重要的指标,动物的解剖生理特征对实验反应性随年龄不同而有明显变化;不同实验动物的寿命与人类具有很大的差异。选择动物时应注意到各种实验动物之间、实验动物与人类之间的年龄对应,以便进行分析比较,见图 1-3-1。

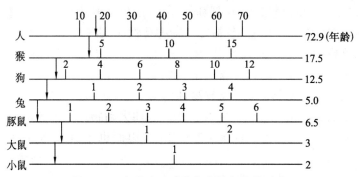

图 1-3-1　各种实验动物与人的年龄的对应

3. 群体分布的相似性

在以群体为对象的研究课题中,有时要考虑到选择与人群基因型及表现型分布类型相似的动物类别。主要是一些封闭群动物,如 KM 小鼠、Wistar 大鼠、毕格犬等。

4. 生态或健康状况的相似性

在正常生命过程的研究中,找到与人类生态情况相似的替代模型非常重要。现有的不同微生物学质量级别的普通动物、清洁动物、SPF 动物、无菌及悉生动物分别代表着不同的微生态模式并具有不同特点,适用于不同的研究目的。

5. 疾病特点的相似性

实验动物有许多自发或诱发性疾病,能局部或全部地反映与人类类似的疾病过程及特点,可用于研究相关的人类疾病。

6. 操作实感的相似性

外科手术性的操作模型中或教学示教中,常选择体型较大的动物,如犬。

四、除利用与人具有的相似性以外的实验动物选择原则

1. 差异性原则

由于物种之差异,各种动物之间存在基因型、组织型、代谢型、易感性等方面的差别,这种差异有时可作为研究课题所需的一种指标或特殊条件。例如,对毒性或抑制机制敏感性的差异常被用于药物尤其是抗菌、抗肿瘤药物的研究,这类差异越大则药物特异性越强。利用这一特点,人们可能找到对人类毒性小而对病原微生物或肿瘤细胞杀伤力强的药物。

2. 易化原则

进化程度高或结构机能复杂的动物有时会给实验条件的控制和实验结果的获得带来难以预料的困难。应依据易化原则选择那些结构功能简单而又能反映研究指标特质的动物。例如,在遗传研究中,用寿命短、繁殖快的果蝇取得了丰硕的成果,而同样方法若改用灵长目动物其难度是很难设想的。

3. 相容或匹配原则

所谓"相容"或"匹配"是指所用动物的标准化品质应与实验设计、技术条件、实验方法等条件相适应。在设计实验时不但要了解实验仪器精度和灵敏性能,了解试剂的品质、性能以及试剂和仪器之间的匹配性能,也要了解动物或动物模型对实验手段的反应能力。

4. 易获性原则

猫、狗、猪及灵长类动物居于较高进化水平,各有其研究价值,尤其是灵长类动物在许多方面有不可替代的优越性。然而这些大动物往往由于其较长生殖周期、低繁殖率或产仔率等弱点而影响其易获性,因而也影响其被选用,故通常不做首选。

5. 重现性、均一性原则

重现性和均一性为实验结果质量品质所在。若实验结果不能再现或不稳定,则该结果的可靠性便成了问题。选择基因型一致或相似的实验动物是保障重现性和稳定性的重要措施。一般情况下,近交系动物的生物反应稳定性、实验重复性都较封闭群好。杂交一代杂交群在一定程度上兼有近交系和远交群的特点。封闭群动物虽然能较好地代表自然群体,但群与群之间有时存在差异,因而在重现性上都有一定问题。

五、动物实验结果的外推

大多数生物学与医学研究的最终目的是要为人类服务的,因此动物模型和动物实验结果都要外推到人身上去,这就是动物实验结果的外推(Extrapolation)。

因为动物与人不是同一种生物,加之不同的动物有不同的功能和代谢特点,所以肯定一个实验结果最好采用两种以上的动物进行观察比较。所选的实验动物最好一种为啮齿类动物,另一种为非啮齿类动物。

六、选用与实验要求相适应的实验动物规格

(1)年龄:实验动物的年龄不同,其生物学特性也不同。

(2)体重:实验动物的体重与年龄有一定的相关性,在正常营养状态及饲养条件下,也可根据体重加以选择发育正常、体重符合要求的实验动物。

(3)性别:许多实验证明,同一品种(系)动物不同性别对许多外界刺激的反应不一致,对实验结果的影响不同。一般来说,无特殊要求宜选用雌雄各半。

七、实验动物的选择和应用要注意有关国际规范和动物福利

国际上普遍要求动物实验达到实验室操作规范(Good Laboratory Practice,GLP)和标准操作程序(Standard Operating Procedure,SOP),同时符合国际上广泛宣传的3R原则。

八、经济性的原则

考虑到实验成本,在不违反原则的情况下,用小动物代替大动物。例如,小鼠适用于需大量动物的实验。

(李永金)

41

第二节 实验动物的抓取、固定和标记

在进行动物实验时,为不损伤动物的健康,不影响观察指标,并防止被动物咬伤,首先要限制动物的活动,使动物处于安静状态,工作人员必须掌握合理的抓取方法。抓取动物前必须对各种动物的一般习性有所了解,不同的动物有不同的抓取与固定方法。

一、小鼠的抓取与固定

(一) 用手抓取与固定

小鼠性情温顺,一般不咬人,比较容易抓取与固定。抓取时先用右手提起鼠尾,置于鼠笼或实验台上并用右手向后拉,在其向前爬行时,用左手拇指和食指捏住两耳和颈部皮肤,鼠体置于左手心,拉直后肢,以无名指按住后腿,小指按住鼠尾即可。注意:小鼠不能抓得太松,否则易回头咬人;也不能太紧,以致其窒息。应使头颈部与身体保持伸展状态,以利于灌胃等操作,如图 1-3-2 所示。

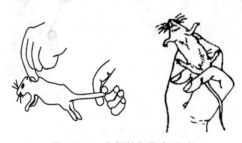

图 1-3-2 小鼠的抓取与固定

(二) 固定器固定

板式固定:若要进行手术或心脏采血,使其仰卧于木板或金属板上,伸展四肢并固定。

盒式固定:根据动物大小选择大小合适的固定盒,打开鼠筒盖,手提鼠尾,让动物头对准鼠筒口并送入筒内,露出鼠尾,在适当位置插入闸板或调节鼠筒有效长短后固定动物。一般用于尾静脉注射。

二、大鼠的抓取与固定

大鼠的门齿很长,在抓取方法不当而受到惊吓或激怒时易将操作手指咬伤,所以,不要突然袭击式地去抓它。实验者应戴上防护手套(有经验者也可不戴),右手轻轻抓住大鼠尾巴向后拉,但避免抓其尖端,以防尾巴尖端皮肤脱落,左手抓紧大鼠两耳和头颈部的皮肤,并将大鼠固定在左手中,右手即可进行操作。也可以用铺巾钳夹住大鼠背部,提起动物后再采用左手固定法,如图 1-3-3 所示。根据实验需要也可进行板式固定或盒式固定,固定方法同小鼠,但固定器材稍大些。

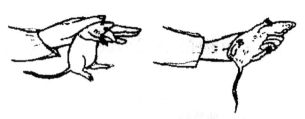

图 1-3-3　大鼠的抓取与固定

三、豚鼠的抓取与固定

豚鼠胆小易惊,抓取时必须稳、准、迅速。先用右手掌迅速握住其肩胛上方背部,拇指和食指环扣住颈部,左手托住臀部,即可轻轻提起固定。其固定方法基本同大鼠,如图 1-3-4 所示。

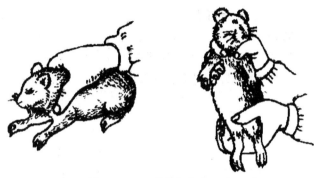

图 1-3-4　豚鼠的抓取与固定

四、兔的抓取与固定

家兔比较胆小易被驯服,不会咬人,但其爪尖锐,应避免家兔挣扎时被抓伤皮肤。

一般以右手抓住兔颈部的毛皮提起(颈后部皮厚),然后左手托其臀部,使大部分体重集中在左手上。抓取过程中避免损伤动物,不可用抓提双耳(损伤两耳)、背部(造成皮下出血)或腰部(可造成两肾损伤)的方法抓取动物,如图 1-3-5 所示。

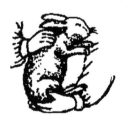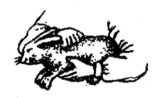

图 1-3-5　兔的抓取与固定

兔的固定方法包括盒式固定法、徒手固定法、台式固定法以及马蹄形固定法四种。盒式固定法适用于采血或耳部血管注射;台式固定法适用于测量血压、呼吸和进行手术;马蹄形固定法适用于脑部精细手术。

五、犬的抓取与固定

用犬做实验时,为防止其咬伤操作人员,一般先将犬嘴绑住。对实验用犬,如毕格犬或驯服的犬,绑嘴操作人员可从犬侧面靠近并轻轻抚摸其颈部皮毛,然后迅速用布带绑住犬嘴;对于未经训练的狗或上述方法不可行时,可用狗头钳夹住其颈部,将狗按倒,再绑嘴或麻醉。当犬被麻醉后,要松开绑嘴的布带,以免影响呼吸。

六、实验动物的编号与标记

实验前常需对动物进行分组,实验中要对各动物的资料进行观察和记录,实验后还要对实验资料进行处理。这就需要将其标记,以便区别各组和动物。标记的方法很多,良好的标记方法应该是标号清晰、简便和实用,慢性实验还要求标记号能持久。对猴、狗、猫等大动物有时可不做特别标记,只记录它们的外表和毛色即可。以下介绍五种常用的标记方法。

(一)染色法

这是实验室急性实验最常使用、方便的标记方法。使用的颜料一般有3%～5%苦味酸溶液(黄色),2%硝酸银(咖啡色)溶液和0.5%中性品红(红色)等。

标记方法为:用毛笔或棉签蘸取上述溶液,逆着毛向在动物体的不同部位涂上斑块,以示不同号码。编号的原则是:先左后右、先上后下。这是因为动物的腹侧、肢体的绝大部分、下段躯干是动物舔到的范围和容易摩擦、污染的区域,特别是鼠尾容易被其他动物咬破皮肤。编号超过10时,可使用两种不同颜色的溶液,即一种颜色作为个位数,另一种颜色作为十位数,这种交互使用可编到99号,如图1-3-6所示。

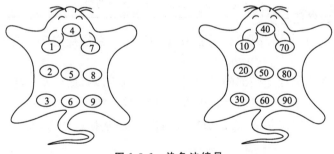

图1-3-6 染色法编号

(二)打号法

用刺数钳(又称耳号钳)将号码打在动物耳朵上。打号前用乙醇棉球擦净耳朵,用耳号钳刺上号码,然后在烙印部位用棉球蘸上溶在食醋里的黑墨水涂抹。该法适用于耳朵比较大的兔、犬等动物。

(三)挂牌法

用金属制的牌号固定于实验动物的耳上,大动物可系于颈上。

(四)剪毛法

该法适用于大、中型动物,如犬、兔等。方法是用剪毛剪在动物身体的一侧或

44

背部剪出号码,此法编号清楚可靠,但只适用于短期观察。

（五）打孔或剪缺口法

可用打孔机在兔耳一定位置打一小孔来表示一定的号码。若用剪子剪缺口,应在剪后用滑石粉捻一下,以免愈合后看不出来。

（李永金）

第三节 常用实验动物给药途径和方法

不同的给药途径和方法对药物效果观察具有重要影响,要根据实验目的、实验动物种类和药物剂型等情况来确定。几种常用动物的不同给药途径和给药量可参考表 1-3-1。动物最大给药量可参考表 1-3-2。

表 1-3-1 几种动物不同给药途径的常用注射量(mL)

注射途径	小鼠	大鼠	豚鼠	兔	狗
皮下注射(s. c.)	0.1~0.5	0.5~1.0	0.5~2	1.0~3.0	3~10
肌肉注射(i. m.)	0.1~0.2	0.2~0.5	0.2~0.5	0.5~1.0	2~5
腹腔注射(i. p.)	0.2~1.0	1~3	2~5	5~10	5~15
静脉注射(i. v.)	0.2~0.5	1~2	1~5	3~10	5~15

表 1-3-2 常用动物一次最大给药量(mL)

动物名称	灌胃	s. c.	i. m.	i. p.	i. v.
小白鼠	0.8	1.5	0.2	1	0.8
大白鼠	5.0	5.0	0.5	2	4
兔	20	2	2	5	10
猫	20	20	2	5	10
犬	500	100	4.0	—	100

一、注射给药法

1. 皮下注射(s. c.)

注射时用左手拇指及食指轻轻捏起皮肤,右手持注射器将针头刺入,穿过表皮、真皮进入皮下组织有一种宽松的感觉,即可进行注射。一般小鼠在背部或前肢腋下;大鼠在背部或侧下腹部;豚鼠在后大腿内侧、背部等脂肪少的部位;兔在背部或耳根部注射。大多在大腿外侧注射,拔针时,轻按针孔片刻,防药液逸出。

2. 皮内注射(i. d.)

此法用于观察皮肤血管的通透性变化或观察皮内反应。将动物注射部位的毛

45

除去,消毒后,用皮试针头紧贴皮肤刺入皮内,然后使针头向上挑起并再稍刺入,即可注射药液。注射后可见皮肤表面鼓起一白色小皮丘,犹如人做青霉素皮试。

3. 肌肉注射(i. m.)

当给动物注射不溶于水而混悬于油或其他溶剂中的药物时,常采用肌肉注射。一般选取肌肉发达、无大血管经过的部位,多选臀部。注射时针头要垂直快速刺入肌肉,若无回血现象即可注射。给大、小鼠作肌肉注射时,选大腿外侧肌肉进行注射。

4. 腹腔注射(i. p.)

先将动物固定,腹部用乙醇棉球擦拭消毒,然后在左或右侧腹部将针头刺入皮下,沿皮下向前推进约 0.5 cm,再使针头与皮肤呈 45°角方向穿过腹肌刺入腹腔,此时有落空感,回抽无肠液,缓缓推入药液(图 1-3-7)。此法大鼠、小鼠用得较多。

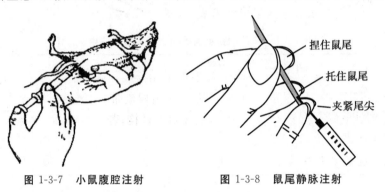

图 1-3-7　小鼠腹腔注射　　　　图 1-3-8　鼠尾静脉注射

5. 静脉注射(i. v.)

静脉注射是将药液直接注入静脉血管内,使其随着血液流动分布全身,迅速奏效。但排泄较快,作用时间较短。

(1)小鼠、大鼠的静脉注射。常采用尾静脉注射(图 1-3-8)。两侧尾静脉比较容易固定,故常被采用。操作时,先将小鼠固定在小鼠固定器内,暴露尾部,用 75%乙醇棉球反复擦拭,使血管扩张,并可使表皮角质软化,以左手拇指和食指捏住鼠尾两侧,使静脉充盈,注射时针头尽量采取与尾部平行的角度进针。开始注射时宜少量缓注,若无阻力,表示针头已进入静脉,这时用左手食指和中指将针和尾一起固定起来,解除对尾根部的压迫后,便可进行注射。若有白色皮丘出现,说明未穿刺入血管,应重新向尾部方向移动针头再次穿刺。注射完毕后把尾部向注射侧弯曲以止血。若需反复注射,尽量从尾的末端开始。一次的注射量为每 10 g 体重注射 0.1~0.2 mL 药液。注意:大鼠的角质层较厚,可用乙醇棉球反复涂擦。

(2)豚鼠的静脉注射。一般采用前肢皮下头静脉、后肢小隐静脉、浅背足中静脉和耳静脉(图 1-3-9)。豚鼠的静脉管壁较脆,注射时应特别注意。

(3)兔的静脉注射。一般采用外耳缘静脉,因其浅表易固定。注射部位除毛,用 75%的乙醇消毒,手指轻弹兔耳,使静脉充盈,左手食指和中指夹住静脉的近心端,拇指绷紧静脉的远心端,无名指及小指垫在下面,右手持注射器,尽量从静脉的远端刺入血管,移动拇指于针头上以固定,放开食指、中指,将药液注入,然后拔出针头,用干棉球止血(图1-3-10)。

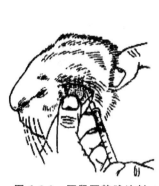

图1-3-9　豚鼠耳静脉注射

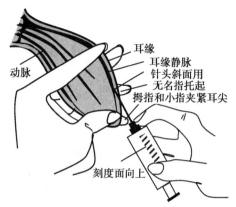

动脉

耳缘
耳缘静脉
针头斜面用
无名指托起
拇指和小指夹紧耳尖

刻度面向上

图1-3-10　兔耳缘静脉注射

（4）犬的静脉注射。犬的静脉注射多采用前肢外侧静脉或后肢外侧的小隐静脉。注射部位除毛后,在静脉血管的近心端用橡皮带扎紧,使血管充盈,从静脉的远心端将注射针头平行血管刺入,回抽注射器针栓,若有回血,即可放开橡皮带,将药液缓缓注入。

二、经口给药法

1. 口服法

把药物放入饲料或溶于饮水中让动物自动摄取。一般适用于对动物疾病的防治或某些药物的毒性实验,制造某些与食物有关的人类疾病动物模型。此法的优点在于不仅简单方便,而且对动物无强迫、无机械刺激。缺点是不能定时定量。

2. 灌胃法

在急性实验中,多采用灌胃法。此法剂量准确、定时。灌胃法是用灌胃器将药灌到动物胃内。鼠类灌胃器由注射器和特殊的灌胃针构成。小鼠的灌胃针长4～5 cm,直径为1 mm,大鼠灌胃针长6～8 cm,直径约1.2 mm。灌胃针的尖端焊有一小圆金属球,金属球为中空的。焊金属球的目的是防止针头刺入气管或损伤消化道。针头金属球端弯曲成20°左右的角度,以适应口腔、食管的生理弯曲度走向。

操作方法:以小鼠为例,用左手固定小鼠,右手持灌胃器,将灌胃针从小鼠的口腔插入,压迫鼠的头部,使口腔与食管呈一直线,将灌胃针沿咽后壁慢慢插入食管,可感到轻微的阻力,此时可略改变一下灌胃针方向,以刺激引起吞咽动作,顺势将药液注入(图1-3-11)。一般灌胃针插入小鼠口腔深度为3～4 cm,大鼠或豚鼠为4～6 cm。常用灌胃量小鼠为0.2～1 mL,大鼠为1～4 mL,豚鼠为1～5 mL。

兔、犬的灌胃法:先将动物固定,把带小孔的开口器插入动物口中压住舌头,再将14号导尿管经小孔慢慢沿上腭壁插入食管,将灌胃管的外端浸入水中,若有

47

气泡逐出,则说明灌胃管误入气管,需拔出重插(图 1-3-12)。插好后,将注射器连于灌胃管将药液推入,然后再灌入 5 mL 生理盐水。灌胃结束后,先拔出灌胃管,再拿出开口器。一次灌胃能耐受的最大容积:兔为 80~100 mL,犬为 200~250 mL。

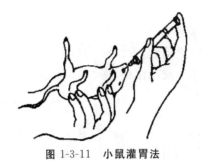

图 1-3-11　小鼠灌胃法

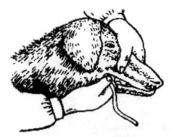

图 1-3-12　犬灌胃法

(李永金)

第四节　实验动物采血方法

一、大鼠、小鼠常用的采血方法

1. 摘眼球采血

此方法常用于鼠类大量采血。采血时,用左手固定动物,压迫眼球,尽量使眼球突出,右手用弯头镊子或止血钳将眼球从根部摘除,眼眶内很快流出血液。

2. 剪尾采血

当需血量很少时常用本法,如做红、白细胞计数,血红蛋白测定,制作血涂片等可用此法。动物被麻醉后,将尾尖剪去约 5 mm,从尾部向尾尖部按摩,血即从断端流出。也可用刀割破尾动脉或尾静脉,让血液自行流出。若不麻醉,采血量较小。采血结束后,消毒、止血。用此法每只鼠可采血 10 余次。小鼠可每次采血约0.1 mL,大鼠约 0.4 mL。

3. 眼眶后静脉丛采血

穿刺采用一根特制的长 7~10 cm 的硬玻璃取血管(也可用微量采血管),其一端内径为 1~1.5 mm,另一端逐渐扩大,细端长约 1 cm 即可,将取血管浸入 1% 肝素溶液,干燥后使用。采血时,左手拇指及食指抓住鼠两耳之间的皮肤使鼠固定,并轻轻压迫颈部两侧,阻碍静脉回流,使眼球充分外突,提示眼眶后静脉丛充血。右手持取血管,将其尖端插入内眼角与眼球之间,轻轻向眼底方向刺入,当感到有阻力时即停止刺入,旋转取血管以刺破静

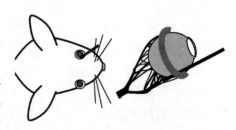

图 1-3-13　鼠眼眶静脉丛采血

脉丛,血液即流入取血管中。采血结束后,拔出取血管,放松左手,出血即停止。用本法在短期内可重复采血,小鼠一次可采血 0.2~0.3 mL,大鼠一次可采血 0.1~1.0 mL(图 1-3-13)。

4. 颈(股)静脉或颈(股)动脉采血

将鼠麻醉剪去一侧颈部外侧被毛,消毒作颈静脉或颈动脉分离手术,用注射器即可抽出所需血量。大鼠多采用股静脉或股动脉,方法是:大鼠经麻醉后,剪开腹股沟处皮肤,即可看到股静脉,把此静脉剪开或用注射器采血即可,股动脉在体内较深需剥离出,再采血。

5. 断头采血

用剪刀迅速剪掉动物头部,立即将动物颈朝下,提起动物,血液可流入已准备好的容器中。鉴于实验动物福利,不主张用此法。

二、兔常用的采血方法

1. 耳缘静脉采血

将兔固定,拔去耳缘静脉局部的被毛,消毒,用手指轻弹兔耳,使静脉扩张,用针头刺耳缘静脉末端,或用刀片沿血管方向割破一小切口,血液即流出。本法为兔最常用的采血方法,可多次重复使用。

2. 耳中央动脉采血

在兔耳中央有一条较粗的、颜色较鲜红的中央动脉。用左手固定兔耳,右手持注射器,在中央动脉的末端,沿着与动脉平行的向心方向刺入动脉,即可见血液进入针管。由于兔耳中央动脉容易痉挛,故抽血前必须让兔耳充分充血,采血时动作要迅速。采血所用针头不要太细,一般用 6 号针头,针刺部位从中央动脉末端开始,不要在近耳根部采血。一次采血 10~15 mL。

3. 颈静脉采血

方法同小鼠、大鼠的颈静脉采血。

4. 心脏采血

使家兔仰卧,在胸左侧心脏部位剪毛、消毒,在第三、四肋间胸骨左缘 3 mm 处穿刺,针头刺入心脏后,持针手可感觉到兔心脏有节律的跳动,血液会自然流入注射器。此时若抽不到血,可以前后进退调节针头的位置,注意切不可使针头在胸腔内左右摆动,以防弄伤兔的心、肺,可以拔出重新穿刺。

三、犬的采血方法

1. 后肢外侧小隐静脉采血

后肢外侧小隐静脉位于后肢腹部下 1/3 的外侧浅表皮下,由前侧向后行走。采血时,将犬固定,局部剪毛、消毒,采血者左手紧握剪毛区上部或扎紧止血带,使下部静脉充血,右手用连有 6 号或 7 号针头的注射器刺入静脉,左手放松,以适当速度抽血即可。

2. 前肢背侧皮下头静脉采血

前肢背侧皮下头静脉位于前脚爪的上方背侧的正前位。采血方法同上。

3. 颈静脉采血

前两种方法需技术熟练,且不适于连续采血。大量或连续采血时,可采用颈静脉采血,方法同小鼠、大鼠的颈静脉采血方法。

4. 股动脉采血

本法为采取动脉血最常用的方法,操作简便。在清醒状态下将稍加训练的犬卧位固定于犬解剖台上。伸展后肢向外伸直,暴露腹股沟三角动脉搏动的部位,剪毛、消毒,左手中指、食指探摸股动脉跳动部位,并固定好血管,右手取连有 5 号半针头的注射器,针头由动脉跳动处直接刺入血管,若刺入动脉一般可见鲜红血液流入注射器,有时还需微微转动一下针头或上下移动一下针头,方可见鲜红血液流入。有时可能刺入静脉,必须重抽。抽血毕,迅速拔出针头,用干药棉压迫止血2～3 min。

(李永金)

第五节　实验动物的麻醉方法

在一些需要进行手术的实验中,为减少动物的痛苦、挣扎,保持其安静,常对动物采用必要的麻醉。由于动物种属间的差异等情况,所采用的麻醉方法和选用的麻醉剂亦有不同。常用刺激角膜以观察角膜反射,夹捏后肢股部肌肉以观察其反应的简易方法了解动物的麻醉深度。适宜的麻醉状态是呼吸深慢而平稳,角膜反射与运动反应消失,肌肉松弛。

一、常用的麻醉剂

(一)常用的局部麻醉剂

普鲁卡因,此药毒性小,见效快,注射后 1～3 min 产生麻醉,常用于局部浸润麻醉,用时配成 0.5%～1% 溶液;利多卡因,此药见效快,组织穿透性好,作用时间较长,常用 1%～2% 溶液作为大动物神经干阻滞麻醉,也可用 0.25%～0.5% 溶液作局部浸润麻醉。

(二)常用全身麻醉剂

1. 乙醚

乙醚吸入法是最常用的麻醉方法,各种动物都可应用。乙醚的麻醉量和致死量相差较大,所以其安全度大,但由于乙醚局部刺激作用大,可刺激上呼吸道使黏液分泌增加,通过神经反射还可扰乱呼吸、血压和心脏的活动,并易引起窒息,在麻醉过程中要注意。其优点是比较安全,麻醉后恢复较快,缺点是需要专人负责,在麻醉初期出现强烈兴奋现象,对呼吸道又有较强的刺激作用,因此可在麻醉前给一定的吗啡和阿托品。通常在麻醉前 20～30 min,皮下注射吗啡(5～10 mg/kg 体重)及阿托品(0.1 mg/kg 体重)。

2. 戊巴比妥钠

此药麻醉时间较长,一次给药可维持 3～5 h,比较常用。对动物血压、呼吸影响不大。用时配成 1％～3％生理盐水溶液,必要时加温溶解。静脉或腹腔注射后很快进入麻醉期,使用方便。注意防止过量导致动物死亡。

3. 氨基甲酸乙酯

氨基甲酸乙酯又名乌拉坦或脲酯,易溶于水,对多数动物采用静脉或腹腔注射,蛙类用皮下淋巴囊注射。此药对器官功能影响较小,使用时常配成 20％～25％的溶液。

4. 硫喷妥钠

淡黄色粉末,水溶液不稳定,一般使用前配制,不宜作皮下或肌肉注射。静脉注射后作用较快,但苏醒也快。可重复注射,以维持麻醉的深度。对心血管和内脏损害较小。

以上麻醉剂种类较多,但各种动物使用的种类多有所侧重,如做慢性实验的动物常用乙醚吸入麻醉(用吗啡和阿托品作基础麻醉);急性动物实验对犬、猫和大鼠常用戊巴比妥钠麻醉;对家兔和青蛙、蟾蜍常用氨基甲酸乙酯麻醉;对大鼠和小鼠常用硫喷妥钠或氨基甲酸乙酯麻醉。常用的麻醉药的用量见表 1-3-3。

表 1-3-3　常用麻醉药用法及剂量

麻醉药	动物	给药途径	给药剂量 /(mg/kg)	常配 浓度/%	给药量 /(mL/kg)	维持时间
戊巴比妥钠	狗、猫	i. v., i. p.	30～35	3	1.0	2～4 h,中途加 1/5 量维持 1 h 以上,麻醉力 强,易抑制呼吸 变慢
	兔	i. p., s. c.	40～50	3	1.4～1.7	
	豚鼠	i. p.	40～50	2	2.0～2.5	
	大、小白鼠	i. p.	45	2	2.3	
乌拉坦	猫、狗	i. v., i. p.	750～1 000	30	2.5～3.3	2 h,使用安全, 毒性小,主要适 用于小动物的 麻醉
	兔	i. v., i. p.	750～1 000	20	5.0～7.0	
	豚鼠 大、小白鼠	i. m.	800～1 350	20	7.0	
	蛙类	s. c., 淋巴囊	20～25	20	1～3 mL/只	
戊巴比妥	狗、猫	i. v., i. p.	80～100	3.5	2.2～3.0	4～6 h,麻醉诱 导期较大,深度 不易控制
	兔	i. p.	150～200	3.5	4.3～6.0	

（续表）

麻醉药	动物	给药途径	给药剂量/(mg/kg)	常配浓度/%	给药量/(mL/kg)	维持时间
硫喷妥钠	狗、猫、兔	i. v., i. p.	25～30	2	1.3～2.5	0.5～1.5 h,麻醉力最强,维持量按情况掌握,宜缓慢注射
	大白鼠	i. v., i. p.	50～100	1	5.0～10.0	
氯醛糖	兔	i. v.	80～100	2	2.5	3～4 h,诱导期不明显,控制呼吸及血管中枢,主要用于小麻醉
	大、小白鼠	i. p.	50	22.5		
普鲁卡因	兔、豚鼠	s. c., i. m.	8～10	1～2		局部麻醉

注：i. v.（静脉注射）、i. p.（腹腔注射）、s. c.（皮下注射）、i. m.（肌肉注射）

二、常用麻醉方法

1. 乙醚吸入性麻醉法

（1）应用：常用于大、小鼠的短期操作性实验的麻醉。

（2）方法：如图 1-3-14 所示,将一只大烧杯倒扣,内放几个含有乙醚的棉球,再将动物转入烧杯内,几分钟后即可麻醉动物。麻醉后取出动物,进行实验。在实验过程中用纸盒制成一个纸质喇叭（一头粗,一头细）,在喇叭周围刺若干小孔,将蘸有乙醚的中等大小的棉球从粗的一端放入喇叭内并向细的一端推进,但不能堵塞细的一端。将喇叭粗的一端套住鼠嘴和鼻,使动物呼吸到含有乙醚与空气的混合气体,使麻醉得到维持。

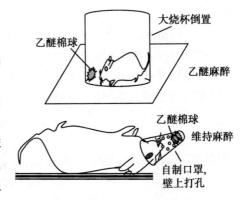

图 1-3-14　大、小鼠乙醚麻醉

（3）注意事项：由于乙醚燃点很低,遇火极易燃烧,要特别小心。保持室内通风良好,减少操作者从空气中吸入乙醚。

2. 腹腔和静脉给药麻醉法

（1）应用：非挥发性麻醉药物均可用作腹腔和静脉注射麻醉,其操作简便,实验室最常采用这种方法。大、小鼠和豚鼠多用于腹腔给药麻醉,较大的动物如兔、狗等则多用静脉给药麻醉。腹腔和静脉麻醉时,需控制药物浓度和注射量（表 1-3-3）。

（2）方法：以下麻醉剂量可满意地维持 2～3 h。若需继续麻醉,可适量追加。

大鼠、小鼠等小动物：30～60 mg/kg 体重戊巴比妥钠腹腔或肌肉注射,或 100～120 mg/100 g 体重乌拉坦肌肉注射。如果要求实验结束后动物苏醒,不主张使用乌拉坦麻醉,因为该方法效果不稳定,容易导致死亡。

家兔:20%乌拉坦静脉 5 mL/kg 体重,腹腔注射 7 mL/kg 体重;35～40 mg/kg 体重戊巴比妥钠腹腔注射。

猫:35 mg/kg 体重戊巴比妥钠腹腔注射,或 70 mg/kg 体重氯醛糖或 700 mg/kg体重乌拉坦腹腔注入;75 mg/kg 体重氯醛糖静脉注射。

（3）要领。

① 注射缓慢,同时观察肌肉紧张度、角膜反射和对皮肤夹捏的反应,当这些活动明显减弱或消失时,立即停止注射。若出现呼吸抑制或深腹式呼吸,则说明用药过量。

② 配制的药液浓度要适中,不可过高,以免麻醉过急;也不能过低,否则注射溶液的体积太大,以至可能超过用药体积的极限(表 1-3-3)。

③ 麻醉期间注意保温。即使在空调环境下,室温仍远低于动物体温,动物在麻醉状态下的体温调节机能往往受到抑制,体温容易下降,影响实验结果。一方面要采取适当保温措施,最简单的方法是用手术灯红外照射,照射温度一般不能超过动物体温,最好保持在 25 ℃～30 ℃。但要注意不宜接近手术切口,防止手术切口干燥和脱水。无论用何种保温方法都应用肛表监测肛温。常用实验动物的肛温参考值为:大鼠(39.3±0.5)℃,兔(38.4±1.0)℃,猫(38.6±1.0)℃。

(李永金)

第六节　实验动物的操作技术

一、蟾蜍

(一)蟾蜍坐骨神经-腓肠肌标本制备

蛙类的某些基本生命活动和生理功能与哺乳类动物有相似之处,而且其离体组织的生活条件比较简单,易于控制和掌握,来源也较丰富,因此在生理学实验,尤其是细胞生理学的某些实验中,常用蛙或蟾蜍的坐骨神经-腓肠肌标本来观察神经肌肉的兴奋性、刺激与反应的规律及肌肉收缩的特点等。制备具有正常兴奋收缩功能的蛙类坐骨神经-腓肠肌标本是生理学实验的基本操作技术之一。

1. 材料

蟾蜍或蛙、蛙板、探针、粗剪刀、眼科剪、尖镊子、玻璃分针、大头针、培养皿、滴管、瓷碗、锌铜弓和任氏液。

2. 步骤

（1）毁脑脊髓。

取蟾蜍一只,用左手握住,以食指压其头部前端使其尽量前俯(图 1-3-15),右手持探针自枕骨大孔处垂直刺入,到达椎管,即将探针改变方向刺入颅腔,向各侧不断搅动,彻底捣毁脑组织;再将探针原路退出,刺向尾侧,捻动探针使其逐渐刺入整个椎管内,捣毁脊髓。此时蟾蜍下颌呼吸运动应消失,四肢松软,即成为一毁脑脊髓的蟾蜍。否则须按上法再行捣毁。

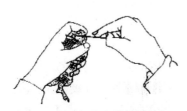

图 1-3-15　蛙脑和脊髓的破坏

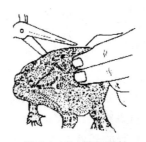

图 1-3-16　横断脊柱

（2）剪除躯干上部及内脏。

用粗剪刀在颅骨后方剪断脊柱（图 1-3-16）。左手握住蟾蜍脊柱，右手将粗剪刀沿两侧（避开坐骨神经）剪开腹壁。此时躯干上部及内脏即全部下垂（图 1-3-17）。剪除全部躯干上部及内脏组织，弃于瓷碗内。

（3）剥皮。

避开神经，用左手持圆头镊子夹住脊柱，右手捏住皮肤边缘，逐步向下牵拉剥离皮肤（图 1-3-18）。拉至大腿时，若阻力较大，可先剥下一侧，再剥另一侧。将全部皮肤剥除后，将标本置于盛有任氏液的培养皿中。

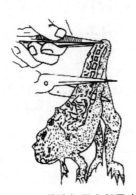

图 1-3-17　剪除躯干上部及内脏

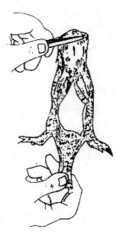

图 1-3-18　剥去皮肤

（4）洗净双手和用过的全部手术器械，再进行下列步骤。

（5）游离坐骨神经。

方法一：避开坐骨神经，用粗剪刀从背侧剪去骶骨，然后沿中线将脊柱剪成左右两半，再从耻骨联合中央剪开（为保证两侧坐骨神经完整，应避免剪时偏向一侧）。将已分离的标本浸入盛有任氏液的培养皿中。

游离坐骨神经：取腿一条，先用玻璃分针沿脊柱侧游离坐骨神经腹腔部，然后用大头针将标本背位固定于干净蛙板上。再用玻璃分针循股二头肌和半膜肌之间的坐骨神经沟，纵向分离暴露坐骨神经之大腿部分，直至分离至腘窝胫腓神经分叉处。然后剪断股二头肌、半腱肌和半膜肌肌腱，并绕至前方剪断股四头肌肌腱。自上向下剪断所有坐骨神经分支，将连着 3～4 节椎骨的坐骨神经分离出来。

将已游离的坐骨神经搭在腓肠肌上，用粗剪刀自膝关节周围向上剪除并刮净所有大腿肌肉，在距膝关节约 1 cm 处剪断股骨，弃去上段股骨。

方法二：上述已剥皮的标本不先分离两腿，取仰卧位，用玻璃分针将两侧坐骨神经紧靠脊柱根部各结扎一线，暂不剪下。再将标本俯卧，用大头针钉在蛙板上，使其充分伸直成人字形。用尖头镊子夹住骶骨尾端稍向上提，使骶部向上隆起，用粗剪刀水平位剪除骶骨。用弯头玻璃分针自剪口处伸入将一侧坐骨神经轻轻勾出，在其下方横置玻璃分针，使其暴露于剪口上方并具有一定的张力。同方法一，用玻璃分针循坐骨神经沟分离暴露坐骨神经大腿部分，直至腘窝处。剪断股二头肌和半膜肌等肌腱，剪断前方的股四头肌肌腱。然后以同样的步骤，处理另一侧之大腿坐骨神经。撤除固定，从脊柱根部剪断坐骨神经，手执结扎线将神经轻轻提起，顺序向下剪断其所有分支。将神经搭在腓肠肌上，用粗剪自膝关节周围向上剪除刮净所有大腿肌肉，距膝关节约 1 cm 处剪断股骨。依同法处理另一侧标本。这样就制得两个坐骨神经-腓肠肌标本。方法二的优点是：标本固定良好，不摇晃，易操作；神经有一定张力，只要进剪方向与神经方向保持平行，初学者不易伤及神经；缩短操作时间。

（6）完成坐骨神经-腓肠肌标本。

用尖头镊子在上述坐骨神经-腓肠肌标本的跟腱下方穿孔，穿线结扎之。提起结扎线，在结扎线下方剪断跟腱，并逐步游离腓肠肌至膝关节处，左手握住标本的股骨部分，使已游离的坐骨神经和腓肠肌下垂，右手持粗剪刀水平方向伸进腓肠肌与小腿之间，在膝关节处剪断，与小腿其余部分分离。左手保留部分即为附着于股骨之上的、具有坐骨神经支配的腓肠肌标本（图 1-3-19）。将标本浸入盛有新鲜任氏液之培养皿中待用。

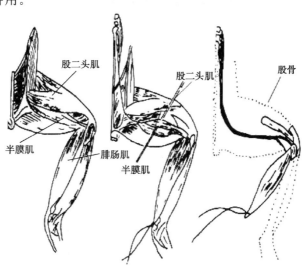

图 1-3-19　坐骨神经-腓肠肌标本

（7）检查标本兴奋性。

取锌铜弓在任氏液中沾湿后迅速接触坐骨神经，若腓肠肌发生收缩，表明标本具有正常的生理活性，兴奋性良好，说明实验操作成功。

3. 注意事项

（1）在制备神经肌肉标本过程中，要不断滴加任氏液，以防标本干燥，丧失正常生理活性。

（2）在操作过程中应避免强力牵拉和手捏神经或夹伤神经肌肉。

（3）毁脑脊髓时应防止蟾蜍皮肤分泌的蟾蜍毒液射入操作者眼内或污染实验标本。

（二）制备蟾蜍坐骨神经干标本

1. 材料

材料同（一）。

2. 步骤

（1）毁脑脊髓：按（一）中介绍的方法，毁脑脊髓。

（2）剪除躯干上部及内脏：用粗剪刀在颅骨后方剪断脊柱。左手握住蟾蜍脊柱，右手将粗剪刀沿两侧（避开坐骨神经）剪开腹壁。此时躯干上部及内脏即全部下垂。剪除全部躯干上部及内脏组织，弃于瓷碗内。

（3）剥皮：避开神经，用左手持圆头镊子夹住脊柱，右手捏住其上的边缘皮肤，逐步向下牵拉剥离皮肤。拉至大腿时，若阻力较大，可先剥下一腿，再剥另一腿。将全部皮肤剥除后，将标本置于盛有任氏液的培养皿中。

（4）洗净双手和用过的全部手术器械，再进行下列步骤：

将上述剥皮的标本置俯卧位，用尖头镊子夹住骶骨尾端稍向上提，使骶部向上隆起，用粗剪刀水平位剪除骶骨。使标本仰卧，用玻璃分针分离脊柱两侧的坐骨神经，穿线，紧靠脊柱根部结扎，近中枢端剪断神经干，用尖头镊子夹结扎线将神经干从骶部剪口处穿出。将标本置于俯卧位，用大头针钉在蛙板上，使其充分伸直成人字形，然后再用玻璃分针循股二头肌和半膜肌之间的坐骨神经沟，纵向分离暴露坐骨神经至大腿部分，直至分离至腘窝胫腓神经分叉处，再将腓浅神经、胫神经与腓肠肌和胫前肌分离开后将腓肠肌剪除。

最后，将坐骨神经紧靠脊柱根部剪下，用手轻提这侧结扎神经的线头，辨清坐骨神经走向，然后置剪刀于神经与组织之间，剪刀与下肢成30°角，紧贴股骨、腘窝，顺神经走向，剪至跟腱，在此处也穿线结扎，然后剪断神经。一根坐骨神经干标本便制备完成。

3. 注意事项

（1）神经干应尽可能分离得长一些，要求上自脊椎附近的主干，下沿腓总神经与胫神经一直分离至踝关节附近止。

（2）神经干分离过程中切勿损伤神经组织，以免影响实验效果。

（3）神经干两端要用细线扎住,然后浸于任氏液中备用。

（三）离体蛙心制备

1. 材料

蟾蜍或蛙、蛙板、蛙心插管、探针、粗剪刀、眼科剪、镊子、玻璃分针、大头针、培养皿、滴管、瓷碗、结扎线。

2. 步骤

（1）取蟾蜍一只,破坏脑和脊髓后,使其仰卧固定在蛙板上。从剑突下将胸部皮肤向上剪开,然后剪掉胸骨,打开心包,暴露心脏。

（2）在主动脉干下方引两根线,一条在左主动脉上端结扎作插管时牵引用,另一根则在动脉圆锥上方,系一松结用于结扎固定蛙心插管。

（3）左手持左主动脉上方的结扎线,用眼科剪在松结上方左主动脉根部剪一"Ｖ"字形切口（图1-3-20）,右手将盛有少许任氏液的大小适宜的蛙心插管由此剪口处插入动脉圆锥。当插管头到达动脉圆锥时,再将插管稍稍后退,并转向心室中央方向,在心室收缩期插入心室。判断蛙心插管是否进入心室可根据插管内的任氏液的液面是否能随心室的舒

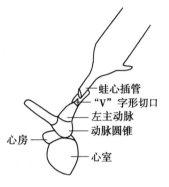

图 1-3-20　离体蛙心制备

缩而上下波动。若蛙心插管已进入心室,则将预先准备好的松结扎紧,并固定在蛙心插管的侧钩上以免蛙心插管滑出心室。剪断主动脉左右分支。

（4）轻轻提起蛙心插管以抬高心脏,用一根线在静脉窦与腔静脉交界处作一结扎,结扎线应尽量下压,以免伤及静脉窦,在结扎线外侧剪断所有组织,将蛙心游离出来。

（5）用新鲜任氏液反复换洗蛙心插管内含血的任氏液,直至蛙心插管内无血液残留为止。此时离体蛙心已制备成功,可供实验。

3. 注意事项

（1）制备蛙心标本时,勿伤及静脉窦。

（2）插管进入心室后应立即用新鲜任氏液换洗,以免血液凝固。

二、家兔

（一）备皮

在对哺乳类动物进行手术前应先进行手术部位的皮肤准备,包括去除手术部位及其周围被毛、清除皮肤污垢、消毒皮肤。

1. 去除被毛

（1）剪毛法。剪毛法在急性动物实验中最常用。其方法为:固定动物后,绷紧动物皮肤,用粗剪刀贴紧皮肤依次剪去所需部位的被毛。剪毛时需注意:① 把剪刀贴紧皮肤,切勿用手提起被毛,以免剪破皮肤;② 将剪下的毛集中放在一个容器

内,防止被毛到处乱飞;③ 剪完后用一湿布擦净遗落在手术野和手术台周围的被毛,以保证手术野的清洁。

(2)拔毛法。拔毛法在兔耳缘静脉注射或取血时较为常用。其方法为:将兔固定后,用拇指、食指将所需部位的被毛拔去。为使血管显示得更清楚,还可在拔毛处涂上一层水。

(3)脱毛法。脱毛法指用化学药品脱去实验动物被毛,适用于大动物无菌手术、观察动物局部皮肤血液循环。其方法为:先将欲脱毛部位的被毛剪短,再用棉球蘸脱毛剂,在局部涂一薄层,约 2~3 min 后,用温水洗去脱下的被毛,然后用纱布将局部擦干,涂一层油脂即可。

2. 消毒皮肤

去除被毛后,先用 2% 来苏尔洗刷手术部位及其周围皮肤,用消毒纱布擦干,以 75% 乙醇脱脂,涂擦 5% 的碘酊,再用 75% 的乙醇脱碘。对手术区域皮肤的消毒常用于慢性实验。

(二)切口与止血

备皮后,定好切口的起止点,必要时可做出标记。切口方向要尽可能与组织纤维走向一致。切口大小以既便于手术操作又不过多地暴露组织器官为宜。制作切口时,手术者以左手拇指和食指绷紧动物上端皮肤,右手持手术刀,以适当的力度一次切开皮肤及皮下组织,直至肌层。剪开肌膜,用止血钳或手指钝性分离肌纤维至所需长度。若切口与肌纤维走向不同,则应先结扎肌肉两端,再从中间横向剪断。切口应由外向内逐次减小,以便于观察和止血。

手术过程中若有出血需及时止血。其方法为:微血管渗血,用温热盐水纱布轻压即可止血;较大血管出血,先用止血钳将出血点及周围的少许组织一并夹住,然后用线结扎;更大血管出血,或血管虽不很大,但出血点较集中,最好用针线缝过局部组织,进行贯穿结扎,以免结线松脱。实验中正确掌握手术结的打法是完成好止血和缝合操作的关键,结扎错误可导致结扎线滑落,造成出血或实验失败,所以要结扎正确和牢固。常见的手术结有三种,即方结、外科结和三重结。方结:为手术中常用,适于缝合和结扎。外科结:在生理实验中使用较少。三重结:是在方结基础上再加一个第一道单结而成,因其牢固,适用于结扎较大的血管和大块组织。

开颅过程中如果颅骨出血,可用纱布吸去血液后迅速用骨蜡涂抹止血。若遇硬脑膜出血,可用结扎或烧灼止血;若是软脑膜出血,应轻轻压上止血海绵。干纱布只能用于吸血,不可用于揩擦组织,以免损伤组织和血凝块脱落。手术完成后,用盐水纱布覆盖伤口或手术野,防止伤口干燥和水分蒸发。

(三)肌肉、神经与血管的分离

分离肌肉时,应用止血钳在整块肌肉与其他组织之间,顺着肌纤维方向操作,将肌肉一块块地分离。绝不能在一块肌肉的肌纤维间操作,这不仅容易损伤肌纤维而引起出血,而且也很难将肌肉分离。若必须将肌肉切断,应先用两把止血钳夹住肌肉(小块或薄片肌肉也可用两道丝线结扎),然后在两止血钳间切断肌肉。神经和血管都是比较娇嫩的组织,因此在剥离过程中要耐心、细致、动作轻柔。切不可用带齿的镊子进行剥离,也不能用止血钳或镊子夹持,以免其结构或机能受损。在剥离粗大的神经、血管时,应先用蚊式止血钳将神经或血管周围的结缔组织稍加分离,然后用大小适宜的止血钳将其从周围的结缔组织中游离出来。游离段的长短,视需要而定。在剥离细小的神经或血管时,要特别注意保持局部解剖位置,不要把结构关系弄乱,同时需要用眼科镊或玻璃分针轻轻地进行分离。剥离完毕后,在神经和血管的下方穿以浸透生理盐水的棉线(根据需要穿一根或两根),以备刺激时提起或结扎之用。然后盖上一块浸以生理盐水的棉絮或纱布,以防组织干燥,或在创口内滴加适量温热(37℃左右)液状石蜡,使神经浸泡其中。

颈总动脉鞘中血管与神经的分离:颈总动脉鞘位于气管两侧的深部。迷走神经、交感神经和减压神经与颈总动脉伴行,行走于同一颈总动脉鞘内(图1-3-21)。仔细辨认三条神经,迷走神经最粗,颈交感神经次之,减压神经最细,且常与交感神经紧贴在一起,可用玻璃分针先分离减压神经,然后分离迷走神经、交感神经和颈总动脉。每

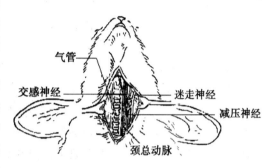

图1-3-21　家兔颈部解剖结构图

根神经、血管分离出3～4 cm长,并在各神经、血管下穿一条不同颜色的线备用。

(四)插管技术

1. 气管插管术

在做哺乳动物急性实验时,为了保持动物呼吸道的畅通,一般先切开气管,插入气管套管,防止分泌物堵塞气道。

(1)固定动物:把麻醉后的动物仰卧固定在手术台上。备皮,在颈部正中喉下部作一长约4 cm的皮肤切口。

(2)分离组织:用止血钳依次分开皮下结缔组织及颈前正中肌肉暴露气管。然后分离气管两侧以及气管与食管之间的结缔组织,游离出气管。分离气管时,注意止血钳勿插入过深,以免损伤食管及周围小血管。从甲状软骨向下分离气管2～3 cm穿一粗线于气管下备用。

(3)切开气管:用手术剪在喉头下三、四软骨环之间横向切开管前壁(切口不得超过气管直径的50%),从切口处伸入剪刀,再向头端剪一小口,使整个切口成倒"T"形。

(4)气管插管:左手提起备用线,右手将一适当口径的"Y"形气管插管,由切口处向胸腔方向插入气管腔内,将备用线结扎,再于插管分叉处打结固定,以防滑脱。

2. 颈总动脉插管术

一般在气管插管术后进行。在气管两侧深部找到颈总动脉鞘。仔细分离血管鞘膜,防止损伤神经,游离出 3～4 cm 长的颈总动脉血管。在此血管下面穿入两条线备用。待游离出足够长的颈总动脉后,结扎其远心端,在近心端夹一动脉夹,另一线在动脉夹与远端结扎线之间打一活结(动脉夹与远端结扎线之间的距离应不小于 3 cm)。提起结扎线,用眼科剪的尖部呈 30°角在动脉夹远端靠近结扎处的血管前壁上剪一斜形切口。由切口处向心脏方向插入充满 0.5% 肝素溶液的动脉插管,用已成活结的备用线将其扎紧,并将余线在动脉插管的突起处结扎固定。取下动脉夹即可记录血压信号。

3. 股静脉插管术

动物麻醉后仰卧位固定于手术台上,在腹股沟三角区备皮。沿血管走向作一个 4～5 cm 皮肤切口,用弯形止血钳分离肌肉和深部筋膜,暴露出神经和股血管。由外向内分别为股神经、股动脉及股静脉。用玻璃分针或蚊式钳仔细分离出一段股静脉,在其下面穿过两根丝线备用。先用静脉夹夹住股静脉的近心端血管,待血管内血液充盈后再结扎股静脉远心端。然后提起结扎线,用眼科剪的尖部与血管前壁呈 30°角在紧靠结扎线近心端处剪一斜口。由切口处向心脏方向插入充满生理盐水的静脉插管,用另一备用线将其扎紧,并将余线结扎在静脉插管的突起处以防止滑脱(或将近心端结扎线余线与静脉插管平行拉直后用远心端的结扎线一并结扎固定)。

4. 输尿管插管术

(1) 动物麻醉后仰卧位固定于手术台上,在耻骨联合以上腹部备皮。

(2) 自耻骨联合上缘约 0.5 cm 处沿正中线向上做 3～5 cm 的皮肤切口,用止血钳提起腹白线两侧的腹壁肌肉,再用手术剪沿腹白线剪开腹壁及腹膜(注意勿伤及腹腔脏器)。

(3) 将膀胱翻出切口外(勿使小肠外露,以免血压下降),在其底部两侧找到两条透明、光滑的小管,此即输尿管。

(4) 在输尿管靠近膀胱处穿过一条丝线,并打一活结备用。用镊柄或食指挑起输尿管后,再用眼科剪剪一斜口。由切口处向肾脏方向插入充满生理盐水的输尿管插管,并用备用丝线扎紧并固定之,以防滑脱。放置好输尿管及其插管后可见管内有尿液慢慢流出。

(5) 用同样的方法插入另一侧输尿管插管。

(6) 术中及术后注意用温热盐水纱布覆盖手术切口以保持腹腔内的温度与湿度。术后也可用皮钳夹住腹腔切口关闭腹腔。

5. 膀胱插管

(1) 找出输尿管:操作过程同输尿管插管术操作的(1)、(2)、(3)。

(2) 结扎尿道:在输尿管下方穿一条丝线,翻转膀胱(注意避开输尿管)结扎尿道。

（3）插入膀胱漏斗：在膀胱顶部血管较少处行荷包缝合，然后用眼科剪在荷包缝合圈内剪一小口，将充满水的膀胱漏斗由切口处插入膀胱，使漏斗对准输尿管开口处并贴紧膀胱壁。拉紧缝合线并结扎固定。术后用温盐水纱布覆盖腹部切口。

除上述几种插管外，在采集消化液时还需要进行胰岛管、胆总管等插管，其操作方法大致与静脉插管相似，此不赘述。

（蒋 璐）

第七节 实验动物意外事故的处理

在生理实验中由于手术时的操作不慎、动物生理状态不佳或一些无法预测的因素易造成动物窒息、大出血等事故，一旦发生这种情况，不用慌张，首先应确定造成意外情况的原因，再采取措施，防止情况进一步恶化。

一、麻醉过量

麻醉是动物手术中必不可少的过程，由于动物的生理状态不同，有时会产生麻醉过量现象，造成呼吸或循环系统异常情况，此时应根据过量的程度不同，采用不同的方式处理。

（1）动物呼吸极慢而不规则，但血压和心搏仍照常时，一般施行人工呼吸（使用动物人工呼吸机或用双手压迫动物的胸腹部，使其呼气，然后快速放开，使其吸气，频率约每秒一次）或小剂量肌肉注射尼可刹米（可拉明）。

（2）动物呼吸停止，血压下降，但仍有心搏时，应迅速施行人工呼吸，同时注射50%的温热葡萄糖溶液、1∶10 000肾上腺素及苏醒剂。

（3）动物呼吸停止，而且心搏极弱或刚停止时，应用5% CO_2 和95% O_2 的混合气体人工呼吸，同时进行心脏按压并注射温热的生理盐水。心搏恢复后，注射50%葡萄糖及苏醒剂。

常用苏醒剂有咖啡因1 mg/kg体重、尼可刹米2～5 mg/kg体重、洛贝林0.3～1.0 mg/kg体重和山梗菜0.1～1 mg/kg体重等。

二、大出血

在生理实验中，由于操作失误或无法预见的原因，有时会出现大出血，遇到这种情况时首先不用慌张，尽快查明出血原因，用棉球吸去血迹，观察血的来源。一般大出血由两种情况造成：一是大血管被剪破。找到出血口后，立即用止血钳钳住出血口的两侧，若出血口不是很大，钳住一段时间后，血液会凝固，此时放开止血钳后不再会出血；若出血口较大，则用止血钳钳住后，还需用线将出血口两侧结扎，以防进一步出血。有时出血量非常大，来不及用止血钳止血，也可用手指夹住出血口，再用止血钳止血。二是渗透性出血。虽然渗透性出血是由一些小血管造成的，

61

但很多小血管同时出血,造成的总体出血效应还是相当严重的,并不逊色于一根大血管的出血,此时也应首先确定出血部位,然后用温生理盐水浸过的棉花压在或吸收性明胶海绵覆盖在出血部位上止血,也可用烧烙止血法烧灼出血部位,此方法虽然对组织有一定损害,但却是对付渗透性出血的一种较为有效的方法。

三、窒息

窒息是指动物严重缺氧并伴有二氧化碳蓄积的紧急情况,也是机能学实验中常见的意外之一。实验动物窒息大部分是由于呼吸道阻塞或半阻塞,其处理方法也应视情况而定。

(1) 如果未做气管插管,动物出现呼吸不通畅,耳、唇发绀,应将动物舌头向一侧拉出,并立即剪开气管。

(2) 如果已插入气管插管,且因气管插管扭曲,使其斜面贴于气管壁,造成气道阻塞,可将气管插管旋转180°,即可缓解。如果是因气管分泌物过多造成气道阻塞时,常有痰鸣音,易于判断,此时应立即拔管,用裹紧棉花的小棉签轻轻拭去分泌物,使气道通畅,再重新插入气管插管,必要时用动物人工呼吸机通气,使其呼吸恢复正常。

第八节　实验动物的处死

当实验中途停止或结束时,实验者应站在实验动物的立场上以人道主义的原则去处置动物,原则上不给实验动物任何恐惧和痛苦,也就是要施行安乐死。安乐死是指实验动物在没有痛苦感觉的情况下死去。实验动物安乐死方法的选择取决于动物的种类与研究的课题。

一、蛙类

常用金属探针插入枕骨大孔,破坏脑脊髓的方法处死。将蛙用湿布包住,露出头部,左手执蛙,并用食指按压其头部前端,拇指按压背部,使头前俯;右手持探针由凹陷处垂直刺入,刺破皮肤即入枕骨大孔。这时将探针尖端转向头方,向前深入颅腔,然后向各方搅动,以捣毁脑组织。再把探针由枕骨大孔刺入并转向尾方,刺入椎管,以破坏脊髓。脑和脊髓是否完全破坏,可检查动物四肢肌肉的紧张性是否完全消失。拔出探针后,用一干棉球将针孔堵住,以防止出血。

操作过程中要防止毒腺分泌物射入实验者眼内。若不慎射入,则应立即用生理盐水冲洗眼睛。

二、大鼠和小鼠

(1) 颈椎脱臼法:右手抓住鼠尾用力向后拉,同时左手拇指与食指用力向下按住鼠头。将脊髓与脑髓拉断,鼠便立即死亡。

(2) 断头法:实验者戴上棉纱手套,用右手握住大鼠头部,左手握住背部,露出颈部,助手用剪刀在鼠颈部将鼠头剪掉。小鼠处死法相同。

（3）击打法：右手抓住鼠尾,提起,用力摔击其头部,鼠痉挛后立即死去。或用木槌用力击打鼠头部也可致死。

（4）急性大出血法：可采用鼠眼眶动脉和静脉急性大量失血方法使鼠立即死亡。

（5）药物致死法：皮下注射士的宁（马钱子碱）,吸入一定量的一氧化碳、乙醚、氯仿等均可使动物致死。士的宁注射量,小鼠为 0.76～2.0 mg/kg 体重,大鼠为 3.0～3.5 mL/kg 体重；大、小鼠在一氧化碳浓度为 0.2％～0.5％环境中即可致死。

三、狗、兔、豚鼠

（1）空气栓塞法：向动物静脉内注入一定量的空气,使之发生栓塞而死。当空气注入静脉后,可在右心随着心脏的跳动使空气与血液成泡沫状,随血液循环到全身。如进到肺动脉,可阻塞其分支,进入心脏冠状动脉,造成冠状动脉阻塞,发生严重的血液循环障碍,动物很快致死。一般兔、猫等静脉内注入 20～40 mL 空气即可致死。每条狗由前肢或后肢皮下静脉注入 80～150 mL 空气,可很快致死。

（2）急性失血法：先使动物轻度麻醉,如狗可按每公斤体重静脉注射硫喷妥钠 20～30 mg,动物即很快入睡。暴露股三角区,用锋利的杀狗刀在股三角区做一个约 10 cm 的横切口,把股动脉、静脉全切断,立即喷出血液。用一块湿纱布不断擦去股动脉切口周围处的血液和血凝块,同时不断地用自来水冲洗流血,使股动脉切口保持畅通,动物在 3～5 min 内即可致死。采用此种方法,动物十分安静,对脏器无损伤,对活杀采集病理切片标本是一种较好的方法。

如果处死狗的同时要采集其血液,则用硫喷妥钠轻度麻醉后,将狗固定在手术台上。分离颈动脉,插一根较粗的塑料管,放低狗头,打开动脉夹,使动脉血流入装有抗凝血的容器内,并不断摇晃,以防血液凝固。

（3）破坏延脑法：如果急性实验后,脑已暴露,可用器具将延髓破坏,导致动物死亡。对家兔可用木槌或手击其后脑部,损坏延脑,造成死亡。

（4）开放性气胸法：将动物开胸,造成开放性气胸。这时胸膜腔的压力与大气压力相等,肺脏因受大气压缩发生肺萎陷,动物窒息而死。

（5）化学药物致死法：给动物静脉内注入福尔马林溶液,使血液内蛋白凝固,导致全身血液循环严重障碍和缺氧而死。成年狗静脉内需注入 10％福尔马林溶液 20 mL。

给动物静脉内注入氯化钾溶液,使动物心肌失去收缩能力,心脏急性扩张,致心脏弛缓性停跳而死亡。成年兔静脉内需注入 10％氯化钾溶液 5～10 mL,成年狗静脉内需注入 10％氯化钾溶液 20～30 mL。

皮下注射士的宁致死：豚鼠剂量为 3.0～4.4 mg/kg 体重,兔为 0.5～1.0 mg/kg 体重,狗为 0.3～0.42 mg/kg 体重,猫为 1.0～2.0 mg/kg 体重。

四、实验后动物尸体的处理

（1）实验中因正常原因（如失血过多、创伤等）死亡的动物，以及实验后处死的动物，应装入垃圾袋内并交由学校动物中心处理。实验动物禁止食用。

（2）因传染病死亡的动物，应将尸体焚烧或掩埋（1 m 以下），或固定后投入粪池，腐烂发酵后作肥料。

（桑建荣）

第二篇

机能学实验

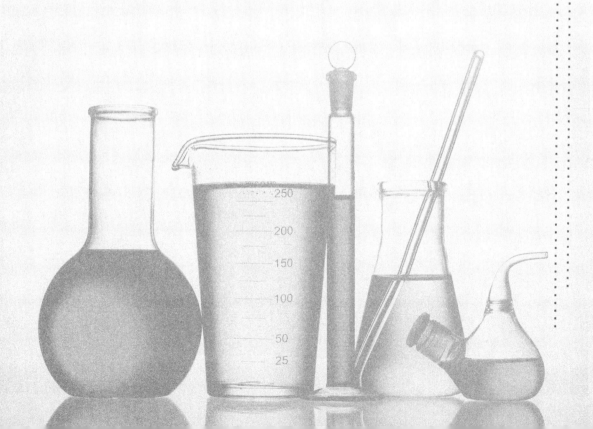

第四章

机能学基础实验

实验一　神经干动作电位的引导和兴奋传导速度的测定

【实验目的】

1. 学习离体神经干动作电位的细胞外记录法。
2. 观察神经干的双相、单相动作电位。
3. 了解神经干动作电位传导速度的测定方法。

【实验原理】

神经干动作电位是神经兴奋的客观标志。用电刺激神经干,在静息电位的基础上神经纤维会发生一次膜两侧电位的快速而可逆的倒转和复原,即兴奋部位的膜外电位低于静息电位,当动作电位通过后,兴奋部位的膜外电位又恢复到静息时的水平,用电生理学实验方法可以引导并记录此电位变化过程。将两个引导电极置于正常完整的神经干表面,当神经干的一端受刺激而兴奋时,兴奋波先后通过两个电极处,此时可记录到两个方向相反的电位偏转波形,称为双相动作电位。若将两个引导电极之间的神经干损伤,此时的兴奋波只通过第一个引导电极,而不能传至第二个引导电极处,故只能记录到单方向的电位偏转波形,称为单相动作电位。神经干由许多神经纤维组成,其动作电位是以膜外记录方式记录到的复合动作电位的。在一定范围内神经干动作电位的幅度随刺激强度的增大而增大,不表现为"全或无"特征。

动作电位以局部电流的形式传导,并有一定的传导速度,不同类型的神经纤维其传导速度各不相同,蛙类坐骨神经干传导速度为 $35\sim40$ m/s。测定神经干传导速度时,可先量出标本屏蔽盒中被测的一段神经距离(s),再测出显示器上神经冲动通过这段距离所需要的时间(t),即可根据 $v=s/t$ 求出神经冲动的传导速度。

【实验对象】

蟾蜍或蛙。

【实验药品与器材】

任氏液;蛙类手术器械,标本屏蔽盒,连接导线若干,生物信号采集处理系统。

【实验方法与步骤】

1. 蛙坐骨神经标本的制备(参照第三章第六节)。

2. 导线连接:参照图2-4-1连接仪器。标本屏蔽盒的两对引导电极连接到生物信号采集处理系统的输入通道,刺激电极连接到刺激输出通道。

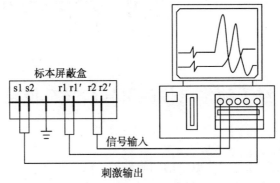

图 2-4-1 神经兴奋传导速度测定示意图

3. 标本放置:将制备好的坐骨神经干标本从任氏液中轻轻取出,放置于标本屏蔽盒的电极上,放置时注意不要使神经牵拉、折叠、缠绕,并滴加任氏液以保持神经湿润。

4. 实验观察与测定:打开计算机,启动生物信号采集处理系统,进入该实验。

(1)观察不同刺激强度对神经干动作电位的影响,找出阈强度和最大刺激强度。

(2)观察双相动作电位的波形,测量出最大刺激时双相动作电位的整个波幅和持续时间数值。

(3)神经兴奋传导速度的测定:给予神经干最大刺激强度,可在两个通道中先后形成两个双相动作电位,测量出两个动作电位起点的间隔时间 t,同时测出两个引导电极之间的距离 s,根据公式 $v=s/t$ 求出神经冲动的传导速度。

(4)观察单相动作电位的波形:用镊子将两个记录电极之间的神经夹伤,记录单相动作电位,测量最大刺激时单相动作电位的振幅和持续时间。

【注意事项】

1. 在神经干分离过程中切勿损伤神经组织,以免影响实验结果。

2. 神经干标本应尽可能长,并经常用任氏液湿润,保持其兴奋性良好,但过多的任氏液要用棉球吸去。

3. 神经干置于标本屏蔽盒时,应使其与各电极均保持良好的接触。

4. 两对引导电极之间的距离应尽可能长。

5. 神经组织和两端的结扎线不可碰到屏蔽盒壁,提取神经干时须用镊子夹持结扎线头,切不可直接夹神经干,并要避免神经干的牵拉、折叠和缠绕,以免影响动作电位的大小和波形。

6. 刺激神经干时,其强度应由弱至强逐渐增加,以免过强刺激伤害神经标本。

【思考题】

1. 神经干双相动作电位的前后相有什么不同?为什么?

2. 随着刺激强度的逐渐增加,神经干动作电位的幅度和波形有何变化?与单神经细胞的动作电位有何不同?为什么?

3. 破坏两个记录电极之间的神经组织后为什么只出现单相动作电位?

(金 雯)

实验二 电刺激对骨骼肌收缩的影响

【实验目的】

1. 观察电刺激强度的变化对骨骼肌收缩的影响,理解阈刺激、阈上刺激和最大刺激的概念。

2. 观察电刺激频率的变化对骨骼肌收缩的影响,记录骨骼肌单收缩、不完全强直收缩和完全强直收缩。

【实验原理】

能引起组织兴奋的刺激必须具备三个条件,即刺激的强度、刺激的持续时间和强度-时间变化率均应达到最小值。在固定后两个条件的情况下,改变刺激强度,记录和测量肌肉收缩张力,即可测定多细胞骨骼肌组织的阈强度。刚达到阈强度的刺激称为阈刺激。随着刺激强度的增加,肌肉的收缩张力也相应增大,刺激强度大于阈值的刺激称为阈上刺激。当刺激强度增大到某一值时,肌肉将产生最大的收缩反应,这种能引起组织产生最大反应的最小强度的刺激称为最大刺激。

刺激的频率不同,肌肉收缩的形式也不同。多个同等强度的阈上刺激,相继作用于神经-肌肉标本,如果刺激间隔时间大于肌肉收缩的收缩期和舒张期之和,可引起肌肉产生分隔的单收缩;逐渐增加刺激频率,使刺激间隔时间大于收缩期,而小于收缩期与舒张期之和时,则后一刺激引起的肌肉收缩落在前一收缩过程的舒张期内,表现出收缩曲线呈锯齿状融合,称为不完全强直收缩;如果刺激间隔时间小于收缩期长度,则后一刺激引起的肌肉收缩落在前一收缩过程的收缩期内,表现出收缩曲线平滑、看不出舒张的痕迹,称为完全强直收缩。

【实验对象】

蟾蜍或蛙。

【实验药品与器材】

任氏液;刺激电极,生物信号采集处理系统,蛙类手术器械,肌槽,张力换能器,铁支架,双凹夹,锌铜弓。

【实验方法与步骤】

1. 制备坐骨神经-腓肠肌标本(参照第三章第六节)。

2. 检查标本的兴奋性:用经任氏液湿润的锌铜弓迅速接触坐骨神经,若腓肠肌有明显而灵敏的收缩,表示标本的兴奋性良好。

3. 固定标本:将坐骨神经-腓肠肌标本固定于肌槽,将坐骨神经置于肌槽的刺激电极上,股骨残端固定于肌槽的小孔内。腓肠肌跟腱的结扎线与张力换能器的应变梁相连,将张力换能器固定于铁支架的双凹夹上。

4. 仪器连接:张力换能器的插头插入生物信号采集分析系统的信号输入插孔,刺激电极的接头与其刺激信号输出孔相连。

5. 实验观察:打开计算机,启动生物信号采集分析系统,进入该实验。

(1) 改变刺激强度,记录肌肉的收缩张力曲线:刺激强度从零开始逐渐增大,刚能引起腓肠肌收缩的刺激强度为阈强度(阈值),强度达到阈值的刺激为阈刺激。刺激强度逐步增大,可记录到收缩曲线逐步升高的曲线图,直到最后收缩曲线的幅度不再随刺激强度的增加而升高,刚使收缩曲线达到最高的最小刺激强度的刺激,即为最大刺激。

(2) 改变刺激频率,记录肌肉的单收缩和复合收缩张力曲线:刺激强度固定,采用连续串刺激。当刺激间隔时间长于肌肉的收缩总时程时,可记录到肌肉的单收缩张力曲线。当刺激间隔时间小于肌肉的收缩总时程时,可记录到肌肉收缩的融合,即复合收缩曲线。当刺激间隔时间大于收缩期而小于肌肉的收缩总时程时,曲线顶部呈锯齿状,为不完全强直收缩。若刺激间隔时间小于收缩期,则曲线顶端平滑,为完全强直收缩(图 2-4-2)。

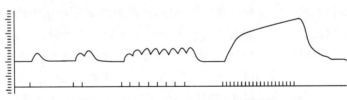

图 2-4-2　不同刺激频率的肌肉收缩曲线

【注意事项】

1. 经常用任氏液湿润标本,以保持标本活性。

2. 刺激频率应由低频率开始逐渐增大,每种频率的刺激持续时间不宜过长,出现理想的收缩曲线即可。

3. 实验中每次肌肉收缩后必须间隔一定时间(0.5~1.0 min)再给刺激,以确保肌肉的收缩力和兴奋性。

4. 若肌肉在未给刺激时即出现挛缩,可能是仪器漏电所致,应检查接地是否良好。

【思考题】

1. 一定范围内刺激的强度增加,肌肉收缩的幅度有何变化? 为什么?

2. 随着刺激频率的增高,肌肉收缩的形式有何变化? 为什么?

3. 肌肉收缩张力曲线融合时,神经干和肌细胞的动作电位是否融合? 为什么?

(金　雯)

实验三　A、B、O血型的鉴定

【实验目的】

学习和了解 A、B、O 血型的标准血清(玻片法)鉴定方法。

【实验原理】

根据红细胞膜上的凝集原,与血清中相应的凝集素混合在一起,会产生特异性凝集反应,可将受试者的红细胞加入已知的标准血清(含已知凝集素)中,然后根据凝集反应的结果鉴定受试者的红细胞膜上存在的凝集原,确定受试者的血型。

【实验对象】

人。

【实验药品与器材】

生理盐水,75％乙醇溶液,A 型标准血清和 B 型标准血清,一次性采血针,双凹玻片,消毒棉球,竹签。

【实验方法与步骤】

1. 将双凹玻片两端分别标上"A"和"B",并在相应的小凹中分别加入 A 型和 B 型标准血清各一滴。用酒精棉球消毒耳垂或指端,用消毒的一次性采血针刺破皮肤 2～3 mm 深,取 1～2 滴血滴于标准血清中,并用竹签将其混匀。

2. 用肉眼观察红细胞有无凝集现象,若肉眼看不清楚,可置于显微镜下观察,然后根据红细胞凝集现象的结果鉴定血型。

【注意事项】

1. 取血部位应严格消毒。

2. 用竹签混匀时,A 型、B 型血清用各自的专用竹签,绝不能混合使用,而且要防止两个小凹内的液体混合在一起。

【思考题】

1. 为什么要坚持同型血相输的原则?

2. 如果你是 A 型血或 B 型血,在没有标准血清的情况下,能否检查未知的人的血型?

(金　雯)

实验四　红细胞沉降率的测定

【实验目的】

学习和掌握红细胞沉降率的测定方法(魏氏法)。

【实验原理】

红细胞膜表面有一层带负电荷的水化膜,使红细胞相互排斥,不易叠连。血浆蛋白中含量较多的白蛋白也带有负电荷,而球蛋白和纤维蛋白原则带有正电荷,故在正常情况下,红细胞处于不易叠连下沉的悬浮稳定状态。将抗凝的血液充入沉降管中,并将沉降管垂直固定于血沉架上静置,红细胞由于重力作用而逐渐下沉。临床上通常以1 h末红细胞下降的距离作为沉降率的指标,称为红细胞沉降率,简称血沉。某些疾病可使血浆白蛋白减少,球蛋白和纤维蛋白增多,则负电荷相对减少,易使红细胞相互叠连下沉,导致血沉加快。此项检查对某些疾病具有辅助诊断意义。

【实验对象】

家兔。

【实验药品与器材】

抗凝全血;魏氏沉降管,血沉架,橡皮吸球。

【实验方法与步骤】

1. 将橡皮吸球置于魏氏沉降管的顶端,吸取抗凝血液至"0"刻度处,操作过程中不能有气泡混入。拭去沉降管尖端外周的血迹,将血沉管垂直固定于血沉架上静置,立即计时。

2. 到1 h末观察沉降管内血浆层的距离,即只有淡黄色血浆的一段(沉降管的上端)。记下具体数值,该值即为红细胞沉降率。

【注意事项】

1. 沉降管应清洁、干燥,吸取抗凝血后管外多余的血液要擦拭干净。

2. 抗凝剂应新鲜配制。

【思考题】

1. 临床上影响血沉的因素有哪些?

2. 血沉正常值(魏氏法)是多少?

(金　雯)

实验五　血液凝固及其影响因素的观察

【实验目的】

以发生血液凝固的时间为指标,了解影响血液凝固的因素。

【实验原理】

血液凝固是由多种凝血因子参与的级联反应过程,其结果是使血液由流体状态变成胶冻状态。血液凝固分为内源性凝血与外源性凝血两条途径。前者指参与血液凝固过程的凝血因子全部存在血浆中,后者指在组织因子的参与下血液凝固的过程。血液凝固过程受许多因素的影响,如温度、接触面的光滑程度、抗凝剂等,而改变血液凝固的时间。

【实验对象】

家兔。

【实验药品与器材】

20％氨基甲酸乙酯(乌拉坦)溶液,8 U/mL 肝素,2％草酸钾溶液,液状石蜡,兔肺浸液,生理盐水,冰块;家兔手术器械,棉花,小烧杯 2 个,竹签,清洁小试管 10 支,0.5 mL 吸管,滴管,秒表。

【实验方法与步骤】

1. 家兔耳缘静脉注射 20％氨基甲酸乙酯(乌拉坦)麻醉后仰卧位固定于兔手术台上,分离一侧颈总动脉,远心端用线结扎阻断血流,近心端夹上动脉夹,行动脉插管术。需要放血时,开启动脉夹即可。

2. 实验观察。

(1)观察纤维蛋白原在凝血过程中的作用:取兔动脉血 10 mL,分别注入两个小烧杯内,一杯静置,另一杯用竹签轻轻搅拌,数分钟后,竹签上结成红色血团,用水冲洗,观察竹签上残留物的形状,然后比较两杯的凝血情况。

(2)血液凝固的加速或延缓:取 8 支干净的小试管,按表 2-4-1 准备各种实验条件。

表 2-4-1　实验条件与结果

实验条件	血液凝固时间	解　释
① 不作任何处理(对照管)		
② 加棉花(或木屑)少许		
③ 用液体石蜡润滑试管内表面		
④ 置于有冰块的烧杯中		
⑤ 加生理盐水 1 mL(加血后混匀)		
⑥ 加肝素 8 U(加血后混匀)		
⑦ 加草酸钾 1 mL(加血后混匀)		
⑧ 加少许兔肺浸液		

（3）取出动脉血立即注入准备好的试管中,每管各 1～2 mL。每 30 s 45°角倾斜试管一次,观察是否发生凝固,直至血液不再流动为止,记录血液凝固的时间并分析原因,并填入表 2-4-1。

【注意事项】

1. 每只试管的血量和口径、温度等基本条件应一致。

2. 试管及小烧杯必须清洁、干燥。

3. 准备充分,分工明确,计时准确。每位同学各观察 1～2 支试管的血液凝固情况,并记录凝血时间,最后将各管的凝血情况列表汇总。

4. 不要人为地手握加温或反复摇动,以防止外部条件影响实验结果。

5. 勿过多振动或过频地倾斜试管,否则会延长凝血时间。

【思考题】

1. 分析上述各因素影响血液凝固时间的机制。

2. 为什么正常人体内的血液不会凝固?

3. 为什么去除了纤维蛋白的血液不会凝固?

（金　雯）

实验六　心音听诊

【实验目的】

1. 学习心音听诊的方法。

2. 了解正常心音的特点并能分辨第一心音和第二心音。

【实验原理】

心音是由于心动周期中心肌收缩、瓣膜启闭、血液流速的改变等因素引起的机械振动产生的声音,它可以通过周围组织传到胸壁,用听诊器在胸壁可直接听取心音。一般可以听到两个心音,即第一心音和第二心音,在某些健康儿童和青少年也可以听到第三心音。第一心音音调较低,历时较长,声音较响,是由房室瓣关闭和心室肌收缩振动所产生的,是心室收缩的标志,其响度和性质变化,常可反映心室肌收缩的强弱和房室瓣膜的功能状态;第二心音音调较高,历时较短,较清脆,主要是由半月瓣关闭产生振动造成的,是心室舒张的标志,其响度常可反映动脉压的高低。

【实验对象】

人。

【实验器材】

听诊器。

【实验步骤】

1. 确定听诊部位。

（1）受试者面朝亮处端坐,解开上衣,检查者坐在其对面。

（2）肉眼观察（或用手触诊）受试者心尖搏动位置与范围是否正常。

（3）参照图 2-4-3,认清心音听诊的各部位。

① 二尖瓣听诊区:位于左锁骨中线与第五肋间隙交界处,即心尖搏动处。

② 三尖瓣听诊区:位于胸骨右缘第四肋间隙或剑突下。

③ 主动脉瓣听诊区:胸骨右缘第二肋间隙。

④ 主动脉瓣第二听诊区:胸骨左缘第三肋间隙。

⑤ 肺动脉瓣听诊区:胸骨左缘第二肋间隙。

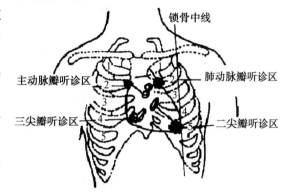

图 2-4-3　心音听诊部位示意图

2. 心音听诊。

（1）测试者带好听诊器,以右手的拇指、食指和中指轻持听诊器胸件紧贴于受试者的胸前壁皮肤,用力适度,依次（二尖瓣听诊区→主动脉瓣听诊区→肺动脉瓣听诊区→三尖瓣听诊区）仔细听诊,注意区分两种心音。

（2）在二尖瓣听诊区听取心音,并计数心率,注意同时扣及受试者左上肢桡动脉脉搏或看受试者颈动脉搏动。观察心音、脉搏搏动是否一致,心律是否整齐。

（3）若难以区分两个心音,可用手指触诊心尖搏动或颈动脉脉搏,与搏动同时出现的心音即为第一心音。然后再以心音音调高低、历时长短鉴别两心音。

【注意事项】

1. 受试者和室内环境应保持安静。

2. 听诊器耳端应与外耳道方向一致（向前）,橡皮管不得交叉、扭结,切勿与其他物品摩擦,以免产生摩擦音影响听诊。

3. 如果呼吸音影响到听诊时,可嘱咐受试者暂时屏住呼吸。

【思考题】

1. 心音听诊区是否在各瓣膜的解剖位置?

2. 心音听诊有何临床意义?

（金　雯）

实验七　人体动脉血压的测定

【实验目的】

学习袖带法测定动脉血压的原理和方法,正确测定人体肱动脉的收缩压和舒张压。

【实验原理】

测定人体动脉血压最常用的方法是袖带法,即用血压计的袖带在动脉外加压,根据血管音的变化来测量血压的高低,又称 Korotkoff 听诊法。血液在血管内顺畅流动时通常没有声音,若在血管外施加压力使血管变窄塌陷,血液通过狭窄处时形成涡流则可产生声音(血管音)。测血压时用带有螺旋阀的橡皮球将空气打入缠缚于上臂的袖带内,使其压力超过收缩压,这样就完全阻断了肱动脉内的血流,此时用听诊器在肱动脉处听不到声音,也触不到桡动脉的搏动。如缓慢放气以降低袖带内压力,当外加压力稍低于收缩压时,心室收缩时部分血液冲过受压的血管,并在较宽血管处形成涡流,用听诊器可听到"咚"的第一声。此时袖带内的压力即为收缩压,其数值可由水银柱的刻度读出。继续放气,血液间歇性地通过肱动脉狭窄区的过程中一直能听到血管音。当袖带内的压力等于或稍低于舒张压时,血管内的血流由断续变为连续,血管处于通畅状态,因不能形成湍流,血管音变弱或消失,此时袖带内的压力即为舒张压,其数值也可由水银柱的刻度读出。

【实验对象】

人。

【实验器材】

血压计,听诊器。

【实验方法与步骤】

1. 测定动脉血压的方法(图 2-4-4)。

(1) 让受试者脱去一侧衣袖,静坐 5 min。

(2) 松开血压计橡皮球的螺旋阀,将袖带展平,排尽空气,再旋紧螺旋阀。

(3) 让受试者将前臂平放桌上,手掌向上,与心脏在同一水平。将袖带缠于上臂,袖带下缘应在肘横纹上 2 cm 左右,松紧适宜。

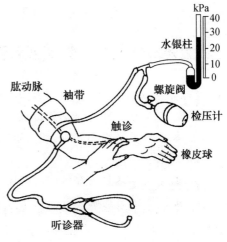

图 2-4-4　人体动脉血压测量方法示意图

(4) 将听诊器两耳器塞入外耳道,务必使耳器的弯曲方向与外耳道一致。先用手指触摸肘窝内侧肱动脉的搏动,再将听诊器胸件放在搏动明显处。

2. 实验观察。

（1）测定收缩压：一手轻压听诊器探头，一手紧握橡皮球并向袖带内充气，使水银柱上升到约 180 mmHg（24 kPa），随即松开螺旋阀徐徐放气，检查者注视水银柱，水银柱缓慢下降时仔细听诊，当突然听到"咚"的第一声时，水银柱液面所指示的刻度即代表收缩压。

（2）测定舒张压：继续缓慢放气，血管音会有一系列的变化，先由低到高，而后由高突然变低，最后完全消失。在声音变调或消失的一瞬间，水银柱的刻度即代表舒张压。

【注意事项】

1. 室内必须保持安静，以利听诊。

2. 袖带应缚于肘横纹以上至少 2 cm，探头置于肱动脉搏动处，切不可插入袖带下测量。袖带的缠绕不宜过松或过紧，以可插入一指头为宜。

3. 测压部位的位置应与心脏同高。

4. 重复测定时，必须使袖带内的压力降到零位，间隔 3～5 min。

5. 若血压超出正常范围，应让受试者休息 10 min 后再测。

6. 测量时应固定在一侧上臂，因左、右肱动脉可有 5～10 mmHg（0.7～1.3 kPa）的压力差。

【思考题】

1. 测血压时，听诊器的探头为什么不能插入袖带下？

2. 根据实际操作，分析影响血压的因素有哪些。

（金　雯）

实验八　人体体表心电图的记录

【实验目的】

1. 学习人体体表心电图的描记方法。

2. 了解正常心电图各波的波形及其生理意义。

3. 学习心电图各波的测量方法。

【实验原理】

正常人体内，由窦房结发出的兴奋按一定途径和时程，依次传向心房和心室，引起整个心脏的兴奋。发生在心脏组织的这些电位变化可以通过体内组织和组织液传导到体表。在体表，按一定引导方法，把这些电位变化记录下来，即为心电图。心电图可以反映心脏内综合性电位变化的发生、传导和消失过程。正常人心电图包括 P、QRS、T 三个波形。P 波表示心房去极化，QRS 波群表示心室去极化，T 波表示心室复极化。心电图在起搏点的分析、传导功能的判断以及心肌损伤的诊断上有很大的临床价值。

【实验对象】

人。

【实验药品与器材】

乙醇溶液;心电图机,导电膏,棉球。

【实验方法与步骤】

1. 心电图机的操作步骤。

（1）接好心电图机的电源线、地线及导联线,开启电源开关,指示灯即亮,预热3~5 min。

（2）受试者静卧于检查床上,放松肌肉,手腕、足踝和胸前皮肤用酒精去脂,涂上少许导电膏,安放引导电极,接上导联线。导联线的连接方法是红色—右手,黄色—左手,绿色—左足,黑色—右足(接地),白色—胸前导联(图2-4-5)。

（3）调整心电图机的描记笔使之位于记录纸中线处。调整心电图机放大倍数,纵坐标10 mm代表1 mV标准电压,走纸速度25 mm/s,然后依次记录Ⅰ、Ⅱ、Ⅲ、aVR、aVL、aVF、V_1~V_6导联的心电图。各导联的选择仅需扭动心电图机上的相应旋钮即能完成,不需变动已安置在人体上的电极。

（4）取下心电图记录纸,记下导联、受试者姓名,进行分析。

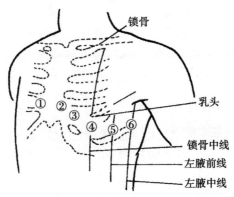

① V_1:胸骨右缘四肋间;② V_2:胸骨左缘四肋间;③ V_3:②~④的中点;④ V_4:左锁骨中线第五肋间;⑤ V_5:左腋前线第五肋间;⑥ V_6:左腋中线第五肋间。

图2-4-5 胸导联电极安放示意图

2. 心电图分析。

（1）辨认心电图各波段:P波、QRS波群、T波及P-Q段、P-R间期、S-T段、Q-T间期,如图2-4-6所示。

（2）波幅的测量:当1 mV的标准电压使基线上移10 mm时,纵坐标每一小格（1 mm）代表0.1 mV。测量波幅时,凡向上的波形,其波幅应从基线上缘测量到波峰的峰顶;凡向下的波形,其波幅应从基线下缘测量至波谷的底点。

（3）时间的测量：当走纸速度选用 25 mm/s 时,心电图纸上横坐标的每一小格（1 mm）代表 0.04 s。

（4）心率的测定：测量相邻两个 P 波间隔时间或 R 波的间隔时间,按下列公式进行计算,求出心率。若心动周期之间的时间间距显著不等时,可将连续五个心动周期的 P-P 间隔时间或 R-R 间隔时间加以平均,取得平均值,代入公式。

$$心率 = \frac{60}{P\text{-}P（或 R\text{-}R）间隔时间（s）}（次/分）$$

（5）窦性心律的心电图表现：P 波在 Ⅱ 导联中直立,aVR 导联中倒置,P-R 间期在 0.12 s 以上,如果心电图中最大的 P-P 间隔和最小的 P-P 间隔相差 0.12 s 以上,称为窦性心律不齐。成年人正常窦性心律的心率为 60～100 次/分。

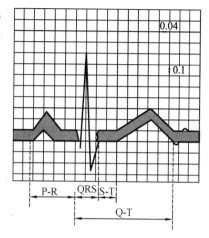

图 2-4-6　心电图各波的测量

【注意事项】

1. 全身肌肉放松,室温适宜,以消除肌电干扰。
2. 电极要紧贴皮肤,防止干扰和基线漂移。
3. 心电图机要接地良好。

【思考题】

1. 常用的心电图导联有哪些？为什么各导联心电图的波形不一样？
2. 心电图的各波和间期代表什么生理意义？正常值是多少？

（金　雯）

实验九　蟾蜍心脏起搏点的观察

【实验目的】

1. 学习暴露两栖类动物心脏的方法,并熟悉其心脏的结构。
2. 利用结扎法观察蟾蜍心脏起搏点及心脏不同部位自律性的高低。

【实验原理】

心脏的特殊传导系统具有自动节律性,但各部分的自律性高低不同,哺乳类动物以窦房结的自律性最高,心脏每次兴奋都从窦房结发出,依次传到心房、心室,相继引起心房、心室的收缩,所以窦房结是哺乳类动物心脏的正常起搏点。

两栖类动物心脏结构的特点是两个心房和一个心室,在其背面还有一个静脉窦,其静脉窦的自律性最高,由它发出的兴奋依次传给心房、心室,引起心肌收缩,故两栖类动物的心脏正常起搏点为静脉窦。

【实验对象】

蟾蜍或蛙。

【实验药品与器材】

任氏液;蛙类手术器械一套,蛙板,蛙心夹,滴管,丝线。

【实验步骤】

1. 破坏蟾蜍脑和脊髓后,使其仰卧于蛙板上。用镊子提起胸骨表面皮肤,用粗剪刀剪一小口,由切口处向上呈"V"形剪开胸骨表面皮肤,并将皮肤掀向头侧。再用手术镊提起剑突下的腹肌,在腹肌上剪一小口,将粗剪刀伸入胸腔内,紧贴胸壁(避免损伤心脏和血管),沿皮肤切口方向剪开胸骨,剪断蟾蜍左右喙骨和锁骨,使创口呈一倒三角形。用眼科镊提起心包膜,并用眼科剪小心剪开心包膜,暴露出心脏。

2. 观察心脏的结构(图 2-4-7),从心脏腹面可见蟾蜍的心脏有一个心室,上方有两个心房,心室与左右主动脉相连,房室之间有一房室沟。然后用玻璃分针将心尖轻轻翻向头端,暴露心脏背面,再从背面辨认,就可见与心房相连的静脉窦,心房与静脉窦之间有一半月形白线,即窦房沟。仔细观察静脉窦、心房和心室的活动顺序。用眼科镊子在主动脉干下穿线备用。

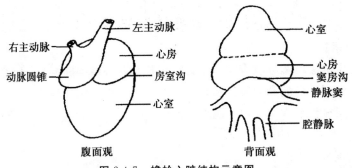

左主动脉
右主动脉
动脉圆锥
心房
房室沟
心室
腹面观

心室
心房
窦房沟
静脉窦
腔静脉
背面观

图 2-4-7　蟾蜍心脏结构示意图

3. 实验观察。

(1) 分别记录静脉窦、心房、心室收缩的顺序和频率。

(2) 用玻璃分针将心尖翻向头端,在静脉窦和心房之间(窦房沟)结扎(斯氏第一结扎),观察心房、心室、静脉窦的活动情况。待心房和心室恢复搏动后,分别计数静脉窦、心房、心室的搏动频率,将结果填入表 2-4-2,并分析现象。

(3) 在心房、心室的交界处(房室沟)做斯氏第二结扎,观察静脉窦、心房、心室的活动变化情况。待心室恢复搏动后分别计数静脉窦、心房、心室搏动的频率,将结果填入表 2-4-2,并分析现象。

表 2-4-2　心脏各部分活动频率的观察

实验条件	静脉窦/(次/分)	心房/(次/分)	心室/(次/分)
结扎前状态			
斯氏第一结扎			
斯氏第二结扎			

【注意事项】

1. 三角形创口不要太大,尽量不要暴露肺和肝脏,剪胸骨和肌肉时紧贴胸壁,以免损伤心脏和血管。

2. 作斯氏第一结扎时,结扎部位一定要准确,不可扎住静脉窦。

3. 实验中经常滴加任氏液,使心脏保持湿润。

【思考题】

1. 两次结扎后,房室搏动各发生什么变化,为什么?

2. 正常情况下,两栖类动物(或哺乳类动物)的心脏起搏点是心脏的哪一部分? 为什么能控制潜在起搏点的活动?

(金　雯)

实验十　不同因素对离体蛙心收缩活动的影响(蛙心灌流)

【实验目的】

1. 学习离体蛙心的灌流方法。

2. 观察灌流液中几种离子浓度的改变,相应受体的激动剂和阻断剂对心脏收缩活动的影响,分析其影响机制。

【实验原理】

两栖类动物的离体心脏,用与其内环境相似的任氏液灌流,仍能维持节律性收缩和舒张。改变灌流液中的离子浓度或加入某些受体激动剂和阻断剂,可观察到心脏的舒缩活动的改变。

【实验对象】

蟾蜍或蛙。

【实验药品与器材】

任氏液,0.65% NaCl 溶液,1% KCl 溶液,2% $CaCl_2$ 溶液,10^{-4} mol/L 肾上腺素溶液,10^{-5} mol/L 乙酰胆碱溶液,10^{-4} mol/L 普萘洛尔(心得安)溶液,1∶2 000 硫酸阿托品溶液等;生物信号采集处理系统,张力换能器,蛙类手术器械,蛙心夹,蛙心插管,双凹夹,铁支架,蛙板,试管夹,小烧杯,滴管,丝线。

【实验方法与步骤】

1. 制备离体心脏标本(参照第三章第六节)。

2. 连接实验装置:用试管夹夹住蛙心插管,通过双凹夹将其固定于铁支架上。用带线的蛙心夹于心舒期夹住心尖部,丝线连于下方的张力换能器应变梁上,张力换能器的输出导线连于生物信号采集处理系统信号输入插座上(图2-4-8)。

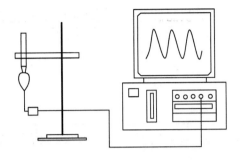

图 2-4-8 离体蛙心灌流实验装置连接示意图

3. 实验观察:打开计算机,启动生物信号采集处理系统,进入该实验。

(1)描记蛙心脏收缩张力对照曲线,注意观察心跳频率(曲线的疏密)及心肌收缩力的强弱(曲线的幅度)。

(2)将蛙心插管内的任氏液全部吸出,换为 0.65% NaCl 溶液,观察心脏收缩曲线的变化。

(3)将 0.65% NaCl 溶液全部吸出,用任氏液冲洗插管数次,待收缩力恢复后,在任氏液内滴加 1% 的 KCl 溶液 2 滴,观察心脏收缩曲线的变化。待曲线变化明显后,立即将插管内液体吸出,用任氏液反复冲洗,直至心脏收缩曲线恢复。

(4)向插管任氏液内滴加 2% 的 $CaCl_2$ 溶液 2 滴,观察心脏收缩曲线的变化。曲线变化明显后,处理方法同(3)。

(5)向插管任氏液内滴加 10^{-4} mol/L 肾上腺素溶液 2 滴,观察心脏收缩曲线变化。曲线变化明显后,处理方法同(3)。

(6)向插管任氏液内先滴入 10^{-4} mol/L 普萘洛尔溶液 2 滴,10 s 后再向插管内滴加 10^{-4} mol/L 肾上腺素 2 滴,观察心脏收缩曲线的变化,并同(5)进行比较。

(7)冲洗插管后,向插管内滴入 10^{-5} mol/L 乙酰胆碱溶液 2 滴,观察心脏收缩曲线的变化。待曲线变化明显后,吸出插管内液体并反复冲洗。

(8)向插管内先滴入 1∶2 000 硫酸阿托品溶液 2 滴,10 s 后再向插管滴加 10^{-5} mol/L 乙酰胆碱溶液 2 滴,观察心脏收缩曲线的变化,并同(7)进行比较。

【注意事项】

1. 实验过程中始终保持蛙心插管内液平面一致,以排除负荷改变对心脏活动的影响。

2. 每个项目的结果变化明显后,应立即吸出插管内灌流液,然后用任氏液反复冲洗,直至心搏曲线恢复到对照状态,方可进行下一实验项目。

3. 每种试剂或药物的吸管应专用,不可混淆,以免影响实验结果。

4. 经常向心脏表面滴加少量任氏液,以免标本干燥。

5. 每项实验应做好标记。

6. 换能器头端应稍向下倾斜,以免液体流入换能器内损坏换能器。

【思考题】

分析各实验因素影响心脏收缩曲线变化的机制。

（金　雯）

实验十一　期前收缩与代偿间歇的观察

【实验目的】

在心脏活动的不同时期给予刺激,观察心脏的期前收缩与代偿间歇,并分析其机制。

【实验原理】

心肌兴奋后,兴奋性会发生周期性的变化,其有效不应期特别长,相当于整个收缩期和舒张早期。因此,在心脏的收缩期和舒张早期内,任何刺激均不能引起心肌兴奋与收缩,但在舒张早期以后,给予一次阈上刺激,使心室肌在正常窦房结的冲动到达之前,产生一次提前收缩,称为期前收缩。期前收缩也有自己的有效不应期,如果正常的窦房结的冲动到达心室时,正好落在心室期前收缩的有效不应期内,因而不能引起心室的兴奋和收缩。直到再次正常的窦房结的冲动到达时,心室才能产生收缩。心室在期前收缩之后出现较长的舒张时间,称为代偿间歇。

【实验对象】

蟾蜍或蛙。

【实验药品与器材】

任氏液;生物信号采集处理系统,张力换能器,蛙类手术器械,蛙板,蛙心插管,蛙心夹,试管夹,铁支架,双凹夹,小烧杯,滴管,丝线。

【实验方法与步骤】

1. 破坏蟾蜍的脑和脊髓。将其仰卧在蛙板上,从剑突下向上呈"V"形剪开皮肤,提起剑突,将粗剪刀伸入胸腔内,紧贴胸壁(避免损伤心脏和血管)沿中线打开胸腔,剪掉胸骨。将两前肢向外拉开用蛙钉固定,尽量打开胸腔。用眼科镊提起心包膜,并用眼科剪刀仔细剪开心包膜,暴露出心脏。

2. 用带线的蛙心夹在心室舒张期夹住心尖约 1 mm,将连线与换能器感应片相连,换能器接入生物信号采集处理系统的输入通道,调节连线至松紧合适。连接刺激电极,使其两极与心室肌密切接触。打开计算机,启动生物信号采集处理系统,进入该实验。

3. 实验观察。

（1）记录一段正常蛙心搏动曲线,调整走纸速度,以能分清曲线的收缩相和舒张相为宜。

(2) 用中等强度的单个阈上刺激,分别在心室的收缩期或舒张早期给予刺激,观察心脏搏动曲线有无变化。

(3) 用同样的刺激,在心室舒张的中后期给予刺激,观察心脏搏动曲线有无变化。

【注意事项】

1. 蛙心夹不得夹穿心室腔。

2. 蛙心夹与张力换能器之间的连线应保持一定紧张度。

3. 记录曲线时应做好刺激标记。

【思考题】

1. 心率过快或过慢时,对期前收缩及代偿间歇有何影响?为什么?

2. 心脏的有效不应期特别长,有何重要生理意义?

(金　雯)

实验十二　家兔心血管活动的调节

【实验目的】

1. 学习哺乳动物动脉血压的直接测量方法。

2. 观察和验证心血管活动的神经体液调节机制。

【实验原理】

动脉血压受心输出量、外周阻力、大动脉管壁弹性及循环血量等因素的影响,其中尤以前两个因素最为重要。体内外许多因素通过神经和体液途径调节心输出量和外周阻力,致使血压发生改变。动脉血压的高低反映了心血管的活动水平。

心脏受交感神经和迷走神经的支配,释放去甲肾上腺素(NE)和乙酰胆碱(ACh),分别通过 β_1 和 M 受体,改变心脏的活动,影响心输出量。大多数血管受交感缩血管神经纤维支配,其兴奋时,释放去甲肾上腺素,使血管平滑肌收缩,外周阻力增加;容量血管收缩,促进静脉回流,心输出量增加。

肾上腺素和去甲肾上腺素,作用于心脏的 β 受体,使心脏的活动增强,心输出量增加。肾上腺素对血管 α 和 β 受体都有激动作用,引起血管收缩和舒张,大剂量肾上腺素以兴奋 α 受体为主,引起血管收缩的作用较强;去甲肾上腺素主要激活 α 受体,使外周阻力增加。

【实验对象】

家兔(体重 $2 \sim 2.5$ kg)。

【实验药品与器材】

20%氨基甲酸乙酯(乌拉坦)溶液,生理盐水,0.5%肝素生理盐水溶液,1∶100 000乙酰胆碱溶液,1∶10 000去甲肾上腺素溶液,1∶10 000肾上腺素溶液;生物信号采集分析系统,血压换能器,动脉插管,动脉夹,三通管,兔手术台,哺乳动物手术器械,注射器(1 mL、2 mL、20 mL),有色丝线,纱布,棉球。

【实验步骤】

1. 手术。

(1) 家兔麻醉与固定:20%氨基甲酸乙酯按 5 mL/kg 体重耳缘静脉注射,注射时应密切观察动物的肌张力、呼吸、角膜反射和痛反射。待麻醉后将家兔仰卧位固定于兔手术台上,使颈部放正拉直。

(2) 分离右侧颈总动脉和迷走神经:用左手拇指和食指捏住一侧切口的皮肤和肌肉,其余三指从皮肤外面略向上顶,使颈部气管旁软组织外翻,便可暴露出与气管平行的动脉鞘,鞘内包括有靠前的颈总动脉和紧贴在后的迷走神经、交感神经和减压神经。用玻璃分针轻轻地纵行分离开鞘膜,并将颈总动脉稍移向一旁,就可见到三条平行排列的神经:迷走神经最粗、规整、明亮;交感神经较细,光泽较暗;减压神经最细,在颈中部水平多位于前两者之间并紧挨交感神经并行。于迷走神经和颈总动脉下各穿一线备用。

(3) 左侧颈总动脉插管:分离左侧颈总动脉(尽量分离长一些),其下穿两条丝线,在尽量靠近头端处做两次结扎,保留结扎线残端。用动脉夹夹住近心端,阻断血流。提起结扎线,用眼科剪的尖部呈 30°角在动脉夹远端靠近结扎处的血管前壁上剪一斜形切口。由切口处向心脏方向插入充满 0.5%肝素溶液的动脉插管,用备用线将其扎紧,并将余线在动脉插管的突起处结扎固定。取下动脉夹可见血液注入插管前端,并有搏动。将压力换能器接入生物信号采集分析系统的输入端,打开计算机,启动生物信号采集处理系统,即可记录血压信号。

2. 实验观察。

(1) 记录正常血压曲线,观察血压波形。

曲线的疏密:反映心频。

曲线的规律:反映心律。

曲线的幅度:反映心室收缩的强弱。

曲线的顶点水平:反映收缩压的高低。

曲线的基线:反映舒张压的高低。

(2) 牵拉左侧颈总动脉:手持左侧颈总动脉远心端的结扎线,向心脏方向轻轻拉紧,然后做有节奏的往复牵拉,持续 5~10 s,观察血压及心率的变化。

(3) 夹闭右侧颈总动脉:用动脉夹夹闭右侧颈总动脉 5~10 s,观察血压及心率的变化。

(4) 耳缘静脉分别注射 1∶10 000 肾上腺素溶液、1∶10 000 去甲肾上腺素溶液、1∶100 000 乙酰胆碱溶液各 0.5 mL,观察血压变化。不同药物注射间隔时间以血压恢复至正常水平为宜。

(5) 分别结扎、剪断颈迷走神经和刺激迷走神经的外周端,观察血压的变化。

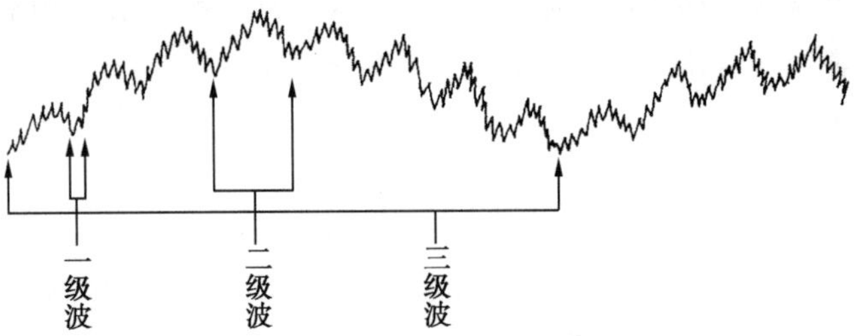

图 2-4-9　兔颈总动脉血压曲线

【注意事项】

1. 注射麻醉剂要缓慢,以防造成动物死亡。

2. 每次实验后,应等血压和心率基本恢复并稳定后,再进行下一项实验。

3. 注意三通接口之开闭方向。

4. 在每项处理前,均要有正常的对照曲线,并做好每项处理的标记。

【思考题】

分析各实验因素引起动脉血压变化的机制。

(金　雯)

实验十三　家兔呼吸运动的调节

【实验目的】

1. 掌握哺乳动物呼吸运动的描记方法。

2. 观察在某些因素作用下实验动物呼吸运动的变化。

【实验原理】

呼吸运动是指呼吸肌收缩和舒张引起胸廓的扩大和缩小的运动。当动脉血中 p_{O_2}、p_{CO_2} 和 $[H^+]$ 发生变化时,通过延髓腹外侧浅表的中枢化学感受器和外周化学感受器来调节呼吸运动。当肺扩张或萎陷时,通过气道平滑肌中的牵张感受器发出冲动经迷走神经到达延髓,反射性调节吸气和呼气的相互转换。在某些动物如家兔,肺牵张反射在其呼吸调节中起着重要作用。

【实验对象】

家兔。

【实验药品与器材】

20% 氨基甲酸乙酯(乌拉坦)溶液,3% 乳酸溶液,生理盐水;生物信号采集、分析与处理系统,呼吸换能器,哺乳动物手术器械一套,兔解剖台,Y 形气管插管一只,注射器,50 cm 长的橡皮管一条,盛有 CO_2 的球胆一只,小烧杯一只,引导电极,纱布,丝线。

【实验方法与步骤】

1. 麻醉与固定:兔称重后,按 5 mL/kg 体重由耳缘静脉缓慢注射 20% 氨基甲酸乙酯(乌拉坦)溶液,麻醉后将其仰卧固定于兔解剖台上,使颈部放正拉直。

2. 气管插管:剪去颈部的兔毛,沿颈部正中切开皮肤及筋膜(长约 6~8 cm),用止血钳钝性分离皮下软组织,暴露气管。在喉头下将气管和食管分开,然后在甲状软骨下 3~4 或 4~5 气管环间做一"⊥"形剪口,插入"Y"形气管插管(注意插管的斜面向上),用丝线结扎固定。

3. 分离两侧迷走神经:用玻璃分针在两侧颈总动脉鞘内分离出迷走神经,在其下方穿线作一标记备用,然后用温热生理盐水纱布覆盖保护手术野。

4. 将气管插管与呼吸换能器连接,并将呼吸换能器的输入端与生物信号采集分析系统的输入接口连接,启动计算机。

5. 实验观察。

(1) 描记一段正常的呼吸曲线,作为对照。

(2) 增加吸入气体中 CO_2 浓度,观察其对呼吸运动的影响:将装有 CO_2 的球胆管口和气管插管的一侧管开口都置于倒扣的小烧杯下,并将 CO_2 球胆管上的螺旋逐渐打开,让动物吸入含 CO_2 的气体,观察呼吸运动的变化。

(3) 增大无效腔,观察其对呼吸运动的影响:用止血钳将气管插管一侧的橡胶套管夹闭,描记一段呼吸曲线。然后在气管插管的另一侧管连接一长 50 cm 的橡皮管,使无效腔增大,观察呼吸运动的改变。

(4) 观察血液酸碱度对呼吸运动的影响:由耳缘静脉注入 3% 乳酸溶液 2 mL,观察呼吸运动的变化。

(5) 观察迷走神经在呼吸运动中的作用:切断一侧迷走神经,观察呼吸的频率、深度的变化。再切断另一侧迷走神经,观察呼吸运动的频率、深度的变化。

【注意事项】

1. 麻醉动物时要缓慢注射,注意观察动物的呼吸情况及对刺激的反映。

2. 每次给予处理前后均要等呼吸恢复正常后再进行下一项,每做一项处理时均应做上处理内容的标记。

3. CO_2 吸入不宜过多,呼吸一旦出现明显变化即刻停止吸入 CO_2,以免造成动物死亡。

【思考题】

每项实验后呼吸会出现什么样的改变? 试阐述其机制。

(金 雯)

实验十四　胆汁分泌的调节

【实验目的】

学习胆总管插管和引流胆汁的方法,观察神经、体液因素对胆汁分泌的调节。

【实验原理】

肝细胞分泌胆汁受神经和体液因素的调节。在非消化期,由于胆总管括约肌的收缩而阻止胆汁流入十二指肠,肝细胞分泌的胆汁大部分流入胆囊内储存、浓缩;在消化期胆汁被分泌至十二指肠内,参与消化。消化期胆汁分泌的影响因素有多种,如食物是胆汁分泌和排出的自然刺激物;迷走神经兴奋引起胆汁分泌和排出增多;促胰液素、胆囊收缩素、胆盐等均可促进胆汁的分泌和排出,以胆囊收缩素的作用最强;小肠内的 pH 下降可通过刺激促胰液素的释放而促进胆汁的分泌和排出。

【实验对象】

家兔(实验前喂食)。

【实验药品与器材】

20%氨基甲酸乙酯(乌拉坦)溶液,生理盐水,0.1 mmol/L 稀盐酸,1：100 000乙酰胆碱溶液;生物信号采集分析系统,受滴器,哺乳动物手术器械,保护电极,兔手术台,胆总管插管,玻璃分针,纱布,丝线,注射器,小烧杯。

【实验方法和步骤】

1. 动物麻醉固定和备皮:兔称重后,按 5 mL/kg 体重由耳缘静脉缓慢注射20%氨基甲酸乙酯(乌拉坦)溶液,留针。麻醉后将其仰卧固定于兔解剖台上,剪去上腹部的兔毛。

2. 手术:自剑突下沿中线剪开皮肤 8～10 cm,再沿腹白线打开腹腔,暴露胃和肝;在膈下食道的末端前壁外膜下用玻璃分针分离出迷走神经的前支 1～2 cm,穿以湿丝线备用;将胃轻轻拉出,将肝向上翻起,在几片肝叶的中心找到胆囊,用动脉夹夹闭胆囊管(或游离并结扎胆囊管),用注射器抽出 1 mL 胆汁备用;在十二指肠上端的背面肠壁上,仔细寻找一局部肌肉增厚的乳白色小管(隆起),在肠壁内行走约 0.5～1 cm 穿入十二指肠,此即为胆总管十二指肠入口。用玻璃分针分离出胆总管中段近十二指肠端约 1 cm,穿一湿丝线,然后轻轻拉起以看清胆总管肠壁段,在最粗厚处用眼科剪剪开 1/2 胆总管管壁,将插管朝肝脏方向插入胆总管,见有黄绿色胆汁流出后将胆总管和插管一起结扎,并将结扎线固定于插管的防滑节上。将受滴器置于胆总管插管流出端下方,并与生物信号采集处理系统连接。

3. 实验观察。

(1)胆汁的自然分泌:观察未给予任何刺激时胆汁分泌的潜伏期和分泌量。

（2）迷走神经的作用：用电极以中等强度和频率连续电脉冲刺激迷走神经，观察胆汁分泌的潜伏期和分泌量。

（3）耳缘静脉分别注射稀释的胆汁（1 mL 胆汁用生理盐水稀释 10 倍）5 mL、1∶100 000 乙酰胆碱溶液 0.5 mL、促胰液素溶液 4～6 mL，观察胆汁分泌的潜伏期和分泌量。

（4）盐酸的作用：结扎十二指肠胃端和空肠端后，向十二指肠内注射 37℃ 温热的 0.1 mol/L 稀盐酸 20 mL，观察胆汁分泌的潜伏期和分泌量。

【注意事项】

1. 胆总管壁薄，插管时防止插管端口刺破管壁，避免胆总管扭曲，以防引流不畅。

2. 每个实验项目结束后，须等胆汁分泌恢复到正常水平，方可进行下一项。

【思考题】

分析各实验因素影响胆汁分泌的机制。

（金　雯）

实验十五　　不同因素对尿液生成的影响

【实验目的】

1. 学习掌握膀胱或输尿管插管技术。

2. 观察不同因素对尿生成的影响。

【实验原理】

尿液的生成包括三个步骤：肾小球的滤过、肾小管和集合管的重吸收以及肾小管和集合管的分泌与排泄。任何影响这些过程的因素都会引起尿的质和量的变化。

【实验对象】

家兔（体重 2～2.5 kg）。

【实验药品与器材】

20% 氨基甲酸乙酯（乌拉坦），肝素，生理盐水，50% 葡萄糖溶液，1∶10 000 去甲肾上腺素，垂体后叶素，呋塞米（速尿），尿糖试纸；生物信号采集处理系统，动脉插管，膀胱插管，输尿管插管，血压换能器，兔手术台，恒温水浴箱，哺乳动物手术器械，动脉夹，刺激电极，受滴器，50 mL、20 mL 及 1 mL 注射器各 1 支，针头，纱布，棉线。

【实验方法与步骤】

1. 麻醉与固定：兔称重后，按 5 mL/kg 体重由耳缘静脉缓慢注射 20% 氨基甲酸乙酯（乌拉坦），留针。麻醉后将其仰卧固定于兔解剖台上，剪去颈部与上腹部的兔毛。

2. 左侧颈总动脉插管(方法见第三章第六节),并连接生物信号采集处理系统。

3. 分离右侧迷走神经(方法见第三章第六节),穿线备用。

4. 收集尿液:可选择膀胱导尿法或输尿管导尿法。

(1)膀胱导尿法:在耻骨联合上缘沿正中线向上做3～5 cm长皮肤切口,沿腹白线打开腹腔,找出膀胱。将膀胱轻轻翻转至腹腔外,在膀胱顶部血管较少处做一荷包缝合,在荷包缝合中心剪一小切口,插入充满盐水的膀胱插管,牵拉缝合线以关闭膀胱切口。若膀胱壁松弛而膀胱容积仍较大时,可用线将膀胱结扎掉一部分,使膀胱内的贮尿量减至最少。膀胱插管的另一端与受滴器相连,并将受滴器连至生物信号采集处理系统。

(2)输尿管导尿法:在耻骨联合上方沿正中线向上做3～5 cm长的皮肤切口,沿腹白线打开腹壁,将膀胱轻轻翻出腹腔外,暴露膀胱三角,在膀胱底部找出两侧输尿管,并将输尿管与周围组织轻轻分离,用线在输尿管的近膀胱端结扎两侧输尿管(使尿液不能流进膀胱)。分别在两侧结扎处上方剪一"V"形小口,向肾脏方向插入充满生理盐水的输尿管插管,用线把输尿管及插管扎紧,可看到尿液从插管中慢慢地逐滴流出。用线把双侧插管的另一侧开口端并在一起连至受滴器,并将受滴器连至生物信号采集处理系统。

5. 打开计算机,启动生物信号采集处理系统,记录动脉血压和尿液滴数。

6. 实验观察。

(1)待动物的血压和尿量稳定后,记录对照的动脉血压曲线和尿量(滴数/分钟)。

(2)从耳缘静脉快速注射37℃的生理盐水30 mL,观察血压和尿量的变化。

(3)待血压和尿量稳定后,静脉注射1∶10 000去甲肾上腺素溶液0.5 mL,观察血压和尿量的变化。

(4)待血压和尿量稳定后,取尿液2滴,用尿糖试纸测定尿糖。然后静脉注射50%葡萄糖溶液5 mL,观察血压和尿量的变化。待尿量明显增多时,再取尿液2滴作尿糖定性试验。

(5)待血压和尿量稳定后,静脉注射垂体后叶素溶液0.2 mL,观察血压和尿量的变化。

(6)待血压和尿量稳定后,静脉注射呋塞米溶液0.5 mL/kg体重,观察血压和尿量的变化。

(7)电刺激迷走神经:待血压和尿量稳定后,剪断并结扎右迷走神经,用连续电脉冲(强度4～8 V,波宽5 ms,波间隔25 ms)刺激右迷走神经外周端,一旦血压下降至6.67 kPa(50 mmHg)左右时,立即停止刺激,观察血压和尿量的变化。

(8)待血压和尿量稳定后,分离一侧股动脉,插入塑料插管进行放血,使动脉血压迅速下降至6.67 kPa(50 mmHg)左右时,观察尿量的变化。再迅速补充生理盐水,观察血压和尿量的变化。

【注意事项】

1. 为保证家兔在实验中有充分的尿液排出,实验前给家兔多喂青菜,或者在麻醉后用橡皮导管向兔胃内灌入 40～50 mL 清水,以增加基础尿量。

2. 本实验需多次静脉给药,应注意保护兔耳缘静脉。静脉注射应尽量从耳尖部静脉远端开始,逐步移向耳根部,注射后切记留针。

3. 腹部切口手术完成后应用温热(38℃左右)生理盐水纱布遮盖,以保持腹腔内温度和湿度。

4. 每项实验前都要待血压和尿量基本恢复后再进行下一项实验,并做好实验标记。

5. 注意实验顺序,将促进尿液增多和减少的实验间隔进行。

6. 膀胱插管时注意避免扭曲膀胱,以防阻塞尿液通路;此外还应尽量减少残留膀胱的容积。

【思考题】

1. 分析以上各实验因素的作用机制,区分同样几个使尿液增多或减少的因素之间有何不同。

2. 血压和尿量之间有什么样的关系?

(金　雯)

91

实验十六　视力、视野和盲点的测定

【实验目的】

1. 掌握测定视力(视敏度)的方法,了解其测定原理。

2. 掌握测定视野的方法,了解测定视野的意义。

3. 证明盲点的存在,学习测定盲点和计算盲点的位置和范围的方法。

【实验原理】

1. 视力是指眼分辨物体上两点间最小距离的能力,又称视敏度。通常以视角的大小作为衡量标准。视角与视敏度的关系为:视敏度＝1/视角。视角以分角为单位进行计算。以国际标准视力表为例,视力表上 1.0 行的 E 字符号每一笔画的宽度和每两笔画的间距均为 1.5 mm。在视力表距眼 5 m 处时,相距 1.5 mm 的两个光点发出的光线入眼后,在节点交叉所形成的夹角(视角)为 1 分角(1/60°)。此时物像若能被眼辨认,认为具有正常视力,视力为 1.0;若按对数视力表表示则为 5.0。表上每行左边的数字表示在 5 m 距离处能辨认该行 E 字的视力。不同的视力可用下式计算:

$$V(受试者视力) = \frac{d(受试者辨认某字的距离)}{D(正常视力辨认该字的最远距离)}$$

2. 视野是指单眼固定注视前方一点时该眼所看到的空间范围。视野与不同光敏感特性的感光细胞在视网膜上的分布情况、面部结构及视标颜色等有关。正常人的视野范围鼻侧和额侧较窄，颞侧与下侧较宽。在相同亮度下，白色视野最大，红色次之，绿色最小。测定视野有助于了解视网膜、视觉传导通路与视神经的功能。

3. 视网膜在视神经穿出视网膜的部位形成视神经乳头（视盘），此处没有感光细胞，外来光线成像于此不能引起视觉，故称该部位为生理性盲点。由于生理性盲点的存在，所以视野中也存在生理性盲点的投射区。根据物理学上物体成像原理，利用简化眼提供的数据，可计算出盲点的范围。

【实验对象】

人。

【实验器材】

视力表，指示棒，遮眼板，米尺，视野计，各色视标，视野图表，铅笔，白纸，铅笔，小黑色目标物，尺，遮眼板。

【实验步骤】

1. 将视力表挂在光线充足、均匀的墙上，受试者站立或坐在距视力表 5 m 处，眼睛与视力表上的 1.0 行字母等高。

2. 受检者用遮光板遮住一眼，用另一眼看视力表。检查者用指示棒自上而下逐行指示视力表上字母，每指一字母，令受试者说出该字母缺口的朝向，受试者能看清的最后一行字母首端的数字即为其视力值。用同样的方法测试另一眼的视力。

3. 如果受试者对最上方的字都不能辨认清楚，则令受试者向前移动，直到能辨认清楚最上一行字为止。测量受试者与视力表的距离，再按上述公式推算出受试者视力。

4. 将视野计（图 2-4-10）放在光线充足的地方，受试者下颌靠在视野计的托颌

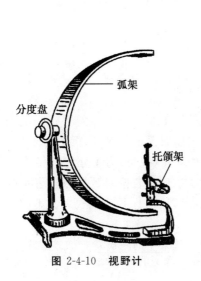

图 2-4-10　视野计

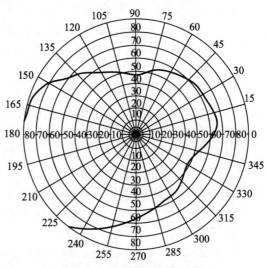

图 2-4-11　正常视野图（左眼）

架上,调节高低,使眼眶下缘靠在眼眶托上,眼与托颌架中心点的小镜子处在同一水平面。用遮眼板遮蔽一眼,另一眼固定注视弧架中心点。

5. 旋转弧架到水平位置,测试者手持白色视标在弧架内侧面从外向中心慢慢移动,并随时询问受试者,直至受试者看见视标为止。再将试标倒移一段距离,再由外向内移动,重复数次,得出一致结果。然后将受试者刚能看到视标所在位置上的数值标记在印好的视野图表的相应经纬度上。

6. 转动弧架至不同经纬度,用同样方法测定 45°、90°、135°、180°、225°、270°、315°、360°等不同方向的视野,并分别将测得的数值记在视野图表上,然后用曲线连接,得出视野图,即该眼的白色视野(图 2-4-11)。

7. 用上述同样方法测定红、黄、绿、蓝等其他颜色及另一眼的视野。

8. 将白纸贴在墙上,受试者立于纸前 50 cm 处,用遮眼板遮住一眼,在白纸与另一眼相平处用黑墨水或铅笔画一"＋"字标记,令受试者注视"＋",实验者将小黑色目标物(用白纸包裹铅笔只露出黑色笔尖)由"＋"中点向被测眼颞侧缓缓移动(受试者被测眼直视前方,不能随视标的移动而移动),当受试者刚刚看不见铅笔尖时,在白纸上记下笔尖的位置。然后将铅笔尖继续向颞侧缓慢移动,当受试者报告又看见笔尖时,再在白纸上做一记号。由所记下的两点记号的中心点起,沿各个方向移动笔尖,找出并记录下受试者刚能看到笔尖点(一般取 8 个点),将记下的各点依次连接起来,形成一个大致呈圆形的圈,此圈所包括的区域就是盲点的投射区域。用同样方法测出另一眼的盲点投射区。

9. 根据相似三角形各对应边成正比定理,可计算出盲点与中央凹的距离及盲点直径。

$$\frac{盲点的直径}{盲点投射区域直径} = \frac{节点到视网膜的距离(15 \text{ mm})}{节点到白纸的距离(500 \text{ mm})}$$

【注意事项】

1. 光线要充足,光源应从受试者后方射来。

2. 视力表的 1.0 行字高度与受试者的眼在同一水平面。

3. 测试视野时,被测眼应始终注视弧架中心点,眼球不能任意转动,测试有色视野时,应以看出视标的颜色为准,检查者不得暗示。

4. 测定盲点投射区时,受试者眼必须注视白纸上的"＋"字标记,眼球不能转动,铅笔尖只能向所测眼的颞侧方向移动,绝对不可向对侧眼颞侧方向移动,否则就找不到盲点投射区。

5. 在实验过程中受试者可略休息,避免由于眼睛疲劳而影响实验结果。

6. 测试时不宜用手遮眼,以免压迫眼球或受试者从指缝中偷看。

【思考题】

1. 试述视角与视敏度的关系。

2. 试述测定视野的实用价值。

3. 正常视物时,为什么不会感觉到生理性盲点的存在?

(金 雯)

实验十七　声音传导途径的检测

【实验目的】

学习听力检查方法,比较空气传导和骨传导的特点和功效,了解听力检查在临床上的重要意义。

【实验原理】

声波传入内耳有两条途径:① 气传导:声音经外耳、鼓膜、听小骨链和前庭窗传入内耳。② 骨传导:声音直接作用于颅骨、耳蜗耳壁传入内耳。正常人气传导远远大于骨传导。比较两种声音传导途径特征,是临床上用来鉴别感音性耳聋、神经性耳聋和传导性耳聋的方法。当鼓膜或听小骨发生病变引起传导性耳聋时,气传导效应减弱或消失,骨传导效应则相对增强;当耳蜗或听神经病变引起神经性耳聋时,则气传导和骨传导效应均减弱或消失。

【实验对象】

人。

【实验器材】

音叉(频率 256 Hz 或 512 Hz),棉球。

【实验步骤】

1. 任内氏试验(同侧耳气传导和骨传导比较试验)。

(1) 受试者静坐,室内保持安静,检查者叩击音叉后,立即将振动的音叉柄置于受试者一侧颞骨乳突部,问受试者是否听到声音。在受试者刚刚听不到声响时,立即将音叉移至同侧外耳道口附近,问受试者是否能重新听到声音;反之,先将振动音叉置于受试者外耳道口附近,当刚听不到声响时,将音叉移至颞骨乳突部,问受试者是否能重新听到声音。如气传导大于骨传导为任内氏试验阳性。

(2) 用棉球塞住受试者一侧外耳道(模拟气传导障碍),重复上述试验,观察结果。

2. 韦伯氏试验(比较两耳骨传导试验)。

(1) 叩击音叉后,将振动的音叉柄置于受试者前额正中发际处,问受试者两耳听到的声响有无差别(正常人两耳声响相等)。

(2) 用棉球塞住一侧外耳道(模拟气传导障碍),重复上述实验,询问受试者所听到的声响偏向哪一侧。若传导性耳聋则声响偏向患侧,神经性耳聋偏向健侧。

【注意事项】

1. 室内必须保持安静,受试者应闭目静坐在椅子上。

2. 音叉不能在桌上或其他硬物体上敲打,以免损坏音叉。

3. 棉球要塞紧,否则起不到模拟效果。

【思考题】

如何根据任内氏实验和韦伯氏实验鉴别传导性耳聋和神经性耳聋?

(金 雯)

实验十八 破坏豚鼠一侧迷路的效应的观察

【实验目的】

通过破坏豚鼠的一侧迷路,观察前庭器官在肌张力调节与运动平衡中的作用。

【实验原理】

内耳迷路中的前庭器官即椭圆囊、球囊和三个半规管是机体对头部空间位置和自身运动状态的姿势感受装置,通过前庭器官活动的改变可反射性调整颈、躯干、四肢等部位肌肉的肌紧张,从而保持机体的姿势与平衡。当破坏或消除动物一侧前庭器官的功能后,将导致机体的肌紧张协调障碍,在静止和运动时失去维持正常姿势与维持平衡的能力。

【实验对象】

豚鼠。

【实验药品与器材】

氯仿;滴管,纱布,棉球。

【实验方法与步骤】

1. 观察豚鼠的正常姿势、行走状态,有无眼球震颤。

2. 将豚鼠侧卧,固定头部,提起一侧耳郭,用滴管向外耳道深处滴入氯仿(麻醉剂)2~3滴。抓紧动物使其保持侧卧位置,静候 10~15 min,以确保药物渗入迷路。

3. 放开动物,观察其头的位置、自由活动时的运动状态和有无眼球震颤。

4. 用同样的方法将氯仿滴入豚鼠另一侧外耳道,观察以上的实验项目。

【注意事项】

滴入氯仿应做好标记,并不宜过量,以免造成动物死亡。

【思考题】

滴入氯仿后豚鼠出现什么样的变化? 为什么?

(金 雯)

实验十九 家兔大脑皮层运动功能定位

【实验目的】

了解家兔大脑皮层运动区的功能定位关系和特征。

【实验原理】

大脑皮层运动区是调节肢体运动功能的最高级中枢,它接受来自关节、肌腱及骨骼肌深部的感觉冲动,以感受身体在空间的姿势、位置以及身体各部分在运动中的状态,并根据这些运动器官的状态来控制全身的运动。皮层对肌肉运动的支配规律有序,有以下特征:① 交叉支配;② 倒置支配;③ 功能定位精细,运动区的大小与运动的精细复杂程度有关。

【实验对象】

家兔。

【实验药品与器材】

20％氨基甲酸乙酯(乌拉坦),生理盐水,37℃液体石蜡,骨蜡;生物信号采集、分析与处理系统,刺激电极,哺乳动物手术器械,兔手术台,兔头固定架,骨钻,咬骨钳,纱布,棉球。

【实验方法与步骤】

1. 麻醉:兔称重后,按 5 mL/kg 体重由耳缘静脉缓慢注射 20％氨基甲酸乙酯(乌拉坦)。

2. 固定:取俯卧位固定,将头固定在头架上。

3. 手术:剪去头顶部的毛,沿矢状缝正中切开皮肤,分离皮下组织至骨膜,钝性剥离骨膜暴露颅顶骨。用骨钻钻开颅骨,并以咬骨钳扩大创口,暴露大脑半球,滴上少量温热的液体石蜡,以保护脑组织。如果手术中颅骨创口出血,可用骨蜡止血。术后放开兔的四肢和头。

4. 实验观察:启动生物信号采集分析系统,选择合适的刺激参数(刺激频率 20~50 Hz,波宽 0.1~0.2 ms,强度 10~20 V),依次刺激大脑皮层不同的区域,每次刺激持续 5~10 s,将观察到的反应标记在事先画好的家兔大脑半球示意图上(图 2-4-12)。

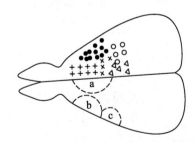

a. 中央后区;b. 下颌运动区;c. 脑岛区;＋颜面动和下颌动;

● 下颌动;○头动;×前肢和后肢动;△前肢动。

图 2-4-12 家兔大脑皮质的刺激效应

【注意事项】

1. 麻醉不宜过深或过浅,否则会影响刺激效果和手术过程。

2. 注意保护大脑皮层,每隔 10 min 左右滴加少量的液体石蜡,防止其干燥。

3. 刺激大脑皮层后引起的骨骼肌收缩效应的潜伏期较长,所以每次刺激需持续 5~10 s 方可确定有无反应。

【思考题】

大脑皮层运动区功能定位的特点是什么?

(金　雯)

实验二十　家兔去大脑僵直的观察

【实验目的】

学习去大脑方法,观察去大脑僵直现象。

【实验原理】

中枢神经系统通过对伸肌紧张度的易化作用与抑制作用,使骨骼肌保持适当的紧张度,以维持机体的正常姿势。若在中脑的上、下丘之间离断动物的脑干(此种动物称为去大脑动物),使大脑皮层运动区和纹状体等部位与脑干网状结构的功能联系中断,则抑制肌紧张的作用减弱而易化肌紧张的作用相对地加强,动物将出现四肢僵直、头尾昂起、脊柱挺硬的角弓反张现象,称为去大脑僵直。

【实验对象】

家兔。

【实验药品与器材】

20%氨基甲酸乙酯(乌拉坦),生理盐水;兔手术台,兔头固定架,哺乳动物手术器械一套,骨钻,咬骨钳,竹刀,小号缝合针,骨蜡,纱布,棉球。

【实验方法与步骤】

1. 麻醉:兔称重后,按 5 mL/kg 体重由耳缘静脉缓慢注射 20%氨基甲酸乙酯(乌拉坦)。

2. 手术:动物麻醉后,先将兔仰卧固定于手术台上。接着在颈部手术,分离两侧颈总动脉并结扎之,以避免脑部手术时出血过多。再将兔转为俯卧位,把头固定于头架上,剪去头顶部的毛。沿矢状缝正中切开皮肤,分离皮下组织至骨膜,钝性剥离骨膜暴露颅顶骨。用骨钻钻开颅骨,并以咬骨钳扩大创口,暴露大脑半球,若颅骨出血可用骨蜡止血。松开动物的四肢,将动物的头托起,用竹刀从大脑半球后缘轻轻翻开枕叶,即可见到四叠体(上丘较粗大,下丘较小),用竹刀在上、下丘之间向口裂方向呈 45°角插入,将脑干完全切断(图 2-4-13)。

3. 实验观察:横断脑干数分钟后,可见兔的四肢伸直,头部后仰,尾部上翘,呈现角弓反张状态,即去大脑僵直(图 2-4-14)。

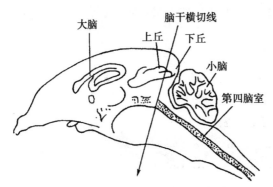

图 2-4-13　兔脑干切断部位示意图

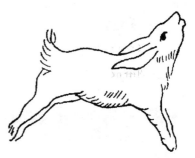

图 2-4-14　兔去大脑僵直示意图

【注意事项】

1. 动物麻醉不宜过深。

2. 手术时注意勿伤及矢状窦及横窦,避免大出血。

3. 切断部位要准确,过低将伤及延髓,导致呼吸停止;过高则不易出现去大脑僵直现象。

【思考题】

1. 分析去大脑僵直的机制。

2. 何谓 α 僵直和 γ 僵直? 去大脑僵直属于哪一种? 为什么?

(金　雯)

实验二十一　豚鼠高血钾症模型制备及治疗

【实验目的】

1. 观察高血钾对心脏的毒性作用。

2. 了解和掌握高血钾心电图改变的特征。

3. 设计对高血钾症的抢救治疗方案。

【实验原理】

钾离子是人体内重要的电解质之一,通常以血钾浓度的高低分为低钾血症和高钾血症。测定血钾可取血浆或血清,血清钾通常比血浆钾约高 0.4 mmol/L。血清钾的正常值为 3.5～5.5 mmol/L。高钾血症对机体的危害主要表现在心脏。高钾血症时的心电图表现为:① T 波高尖:高钾血症早期即可出现。② P 波和 QRS 波振幅降低,间期增宽,S 波增深。严重高钾血症时如出现正弦波,则此时心室停搏或室颤已迫在眼前。③ 多种类型的心律失常心电图。

高钾血症的抢救可采用:① 注射 Na^+、Ca^{2+} 溶液以对抗高血钾的心肌毒性;② 注射胰岛素和葡萄糖以促进 K^+ 移入细胞。

【实验对象】

豚鼠(250~350 g,雌雄不限)。

【实验药品与器材】

10％乌拉坦(或 3％戊巴比妥钠)溶液,10％氯化钾溶液,10％氯化钙溶液,4％碳酸氢钠溶液,葡萄糖-胰岛素溶液(50％葡萄糖 4 mL 加 1 U 胰岛素);5 mL 注射器2 个,智能多道生理记录仪,心电导联一副。

【实验方法与步骤】

1. 将动物称重,用 10％乌拉坦溶液 1 mL/100 g 体重腹腔注射麻醉,仰卧固定。

2. 用电心导联线原有的鳄鱼夹夹住 3 个 6 号针头,夹紧勿松动,将针头形电板分别插入四肢踝部皮下(注意勿插入肌肉)。导联线连接按右前肢—黑、左前肢—红、右后肢—绿的顺序。

3. 打开记录仪开关,见数字稳定则打开打印机电源开关,打印正常心电图。

4. 由腹腔注入 10％氯化钾溶液 1 mL,5 min 后继续腹腔注入 10％氯化钾溶液 0.5 mL……观察有变化时随时记录。

5. 观察到明显的高钾血症心电图后可运用理论知识,自行设计抢救治疗方案。以小组为单位根据现有条件试行治疗,观察心电图改变是否恢复正常,记录波形。

6. 继续注入氯化钾溶液,发生心室纤维颤动时,立即开胸观察心脏停搏的状态。

【注意事项】

1. 动物对注入氯化钾的耐受性有个体差异,有的动物需注入较多的氯化钾才出现异常心电图改变。

2. 若记录心电图时出现干扰,则排除仪器本身故障及交流电干扰后,应将动物移至离仪器稍远处,然后检查各导联线有无脱落,针头是否松动。针头勿插进肌层,防肌颤影响心电波,动物固定台上要保持干燥。

【思考题】

1. 给豚鼠输入氯化钾溶液,其心电图变化的病理生理学机制如何?

2. 氯化钙、碳酸氢钠和葡萄糖-胰岛素溶液救治高钾血症的机制如何?

(丁红群　许　燕)

实验二十二　小鼠缺氧模型制备及观察

【实验目的】

1. 在动物身上复制低张性、血液性缺氧,并了解缺氧的分类。

2. 观察缺氧对呼吸的影响和血液颜色的变化。

【实验原理】

氧为生命活动所必须。当组织得不到充足的氧,或不能充分利用氧时,组织的代谢、功能,甚至形态结构都可发生异常变化。本实验将小白鼠放入密闭的缺氧瓶内,小白鼠不断消耗氧气,瓶内氧分压不断下降,复制低张性缺氧。CO 与 Hb 结合形成 HbCO,使血红蛋白失去携带氧的能力,本实验将 CO 通入缺氧瓶内,复制 CO 中毒性缺氧。亚硝酸钠可使含二价铁的血红蛋白氧化成高铁血红蛋白,高铁血红蛋白与羟基牢固结合而失去携带氧的能力,本实验将亚硝酸钠注射入小白鼠腹腔,复制亚硝酸钠中毒性缺氧。

【实验对象】

小白鼠。

【实验药品与器材】

钠石灰,5%亚硝酸钠,1%美兰,生理盐水;缺氧瓶,注射器,天平,剪刀,一氧化碳发生装置。

【实验方法与步骤】

(一)低张性缺氧

1. 取钠石灰少许(约 5 g)及小白鼠一只放入缺氧瓶内(图 2-4-15)。观察动物的一般情况,包括呼吸频率(每 10 s 呼吸的次数)、深度、皮肤和口唇的颜色,然后塞紧瓶塞,记录时间,隔 3 min 重复观察上述指标一次(如有其他变化则随时记录),直到动物死亡为止。

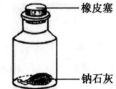

图 2-4-15 **缺氧瓶装置图**

2. 动物尸体留待(二)、(三)实验做完后,再依次打开腹腔,比较血液或肝脏颜色。

(二)一氧化碳中毒性缺氧

1. 取小白鼠一只放入缺氧瓶中,观察其正常表现。

2. 如图 2-4-16 所示为安装 CO 发生装置,用移液管向刻度试管中加入甲酸 3 mL,然后再加入浓硫酸 2 mL,塞紧橡皮塞,此时即有 CO 产生,其反应过程为:

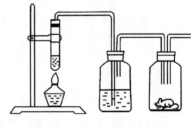

图 2-4-16 **CO 发生装置图**

$$HCOOH \xrightarrow[\triangle]{H_2SO_4} H_2O + CO\uparrow$$

3. 观察指标与方法同(一)。

(三)亚硝酸钠中毒性缺氧

1. 取体重相近的两只小白鼠,观察正常表现后,分别向腹腔注入 5%亚硝酸钠溶液 0.3 mL,其中一只注入亚硝酸钠后,立即再向腹腔内注入 1%美兰 0.3 mL,另一只再注入生理盐水 0.3 mL。

2. 观察指标与方法同(一)(表 2-4-3)。

表 2-4-3　亚硝酸钠中毒性缺氧实验观察指标

类　型	呼吸变化	皮肤、口唇、肝脏颜色	存活时间
低氧			
CO 中毒			
亚硝酸钠＋美兰			
亚硝酸钠＋生理盐水			

【注意事项】

1. 小白鼠腹腔注射,应稍靠左下腹,勿损伤肝脏,但也应避免将药物注入肠腔或膀胱,注射器不能混用。

2. 需密闭的缺氧瓶塞一定要塞紧,可用适量的水滴加在橡皮塞周围,以防漏气。

3. 每小组桌上都有浓硫酸与甲酸,在盘内使用,绝对不能打翻,因具有强腐蚀性,若滴在桌上、身上等,必须及时用自来水冲洗。实验结束后,试管立即用自来水冲洗干净(CO 产生装置不一定密闭)。

4. 加热浓硫酸、甲酸时,管口不能对着人,酒精灯火焰不能过旺(防 CO 产生过多,致使小白鼠立即死亡,樱桃红色不明显),一般稍有冒泡即可,也不能煮沸后立即从火焰上移开,以防 NaOH 倒吸。

5. 美兰染料起到还原剂的作用,要在专门注射盘中使用,防止美兰污染桌面。几个类型的缺氧死亡鼠要标记清楚。

【思考题】

1. 低张性缺氧、血液性缺氧对呼吸有何影响? 为什么?

2. 低张性缺氧、CO 中毒性缺氧、亚硝酸钠中毒性缺氧血液颜色有何不同? 为什么?

3. 为什么美兰能延长亚硝酸钠中毒小白鼠的存活时间?

(丁红群　许　燕)

实验二十三　家兔急性肺水肿模型制备及治疗

【实验目的】

1. 复制家兔实验性水肿模型。

2. 了解急性肺水肿表现及其发生机制。

3. 探讨急性肺水肿的治疗方案。

【实验原理】

肺水肿系指过多液体积聚在肺间质或溢入肺泡腔内的病理过程。根据发生机制可分为压力性肺水肿、通透性肺水肿和混合性肺水肿三种类型。而肺水肿的发生既有有效滤过压的增高,又有微血管壁通透性的增加。本实验通过静脉大量滴注生理盐水并注射肾上腺素导致急性心源性肺泡性肺水肿,肾上腺素综合效应表现为体循环血管强烈收缩,回心血量急剧增加,血液由体循环转入肺循环使肺血容量急剧增多,流体静压急剧增高,并致肺毛细血管内皮受牵拉,细胞连接部位开裂,微血管通透性过度增加,最终致急性混合性肺水肿。

【实验对象】

家兔。

【实验药品与器材】

肾上腺素,山莨菪碱;动脉插管,气管插管,静脉导管及静脉输液装置,注射器,兔急性手术器械,烧杯,纱布,线,胶布,兔手术台,血气分析仪,生物信息采集处理系统。

【实验方法与步骤】

1. 设三个组,各取家兔1只,分为实验组、山莨菪碱治疗组、对照组。

2. 称重,用20%乌拉坦溶液5 mL/kg体重耳缘静脉注射使家兔麻醉,并将之固定于兔台上。

3. 进行颈部手术,分离气管和一侧颈总动脉、一侧颈外静脉。做气管插管。

4. 肝素化后,做颈总动脉动脉插管和颈外静脉插管,动、静脉插管用三通开关分别连于注射器、输液装置和压力换能器。

5. 各组动物分别描记正常呼吸和血压曲线,颈总动脉取血,进行血气分析。

6. 输入生理盐水(输入总量按180 mL/kg体重,180~200滴/分钟):① 对照组按此量、此速度输完液即处死家兔解剖取肺。② 实验组和治疗组待滴注接近完毕时立即向输液瓶中加入肾上腺素(0.45 mg/kg体重),放慢输液速度,待血压平稳后继续加快输液。实验组至气管内有大量粉红色泡沫痰溢出、心跳呼吸停止。采血进行血气分析。③ 治疗组在家兔出现双肺有湿啰音时,立即停止输液,从颈总动脉取血,进行血气分析。

7. 取血完毕治疗组立即进行抢救。山莨菪碱治疗组进行耳缘静脉注射山莨菪碱(1.5 mL/kg体重),观察疗效。

8. 密切观察呼吸改变和气管插管内是否有粉红色泡沫液体流出,死亡动物记录死亡时间,存活动物治疗后观察30 min,夹住气管处死。所有动物均打开胸腔,用线在气管分叉处结扎以防止肺水肿液渗出,在结扎处以上切断气管,把肺取出,用滤纸吸去肺表面的水分后称重,根据"肺系数=肺重量(g)/体重(kg)"的公式计算肺系数,然后肉眼观察肺外观改变,并切开肺,观察切面的改变。

【注意事项】

1. 实验组与对照组兔的输液速度应基本一致,输液速度控制在 $180\sim200$ 滴/分钟。

2. 滴加肾上腺素后输液速度一定要放慢,以免引起呼吸抑制造成动物死亡。

3. 解剖取出肺时,注意勿损伤表面和肺组织,以防止水肿液流出,影响肺系数。

【思考题】

1. 本实验复制急性肺水肿的机制是什么?

2. 采用上述治疗方案的依据是什么?

(许　燕　丁红群)

实验二十四　家兔失血性休克模型制备及抢救

【实验目的】

1. 复制家兔失血性休克动物模型。

2. 观察失血性休克时动物的一般表现及肠系膜微循环变化。

3. 了解失血性休克发病机理及各种急救治疗的不同效果。

【实验原理】

休克是多病因、多发病环节、有多种体液因素参与,以机体循环系统功能紊乱,尤其是微循环功能障碍为主要特征,并可导致器官功能衰竭等严重后果的复杂的全身调节紊乱性病理过程。休克的微循环学说,认为各种原因引起的休克都可导致微循环障碍,休克发病的关键不在于血压,而在于血流,因而提出在改善微循环、保证组织有效灌流的基础上采用血管活性药物治疗休克。本实验通过动脉放血复制失血性休克,观察休克过程中机体的变化,通过实验了解抢救休克的治疗原则。

【实验对象】

健康家兔(2~3 kg)。

【实验药品与器材】

20％乌拉坦溶液,1％普鲁卡因溶液,0.3％肝素-生理盐水,654-2 注射液,去甲肾上腺素注射液,生理盐水,灌流液(台氏液＋1％明胶);生物信号采集处理系统,压力换能器,张力换能器,计滴器,哺乳类动物手术器械 1 套,输血和输液装置,气管插管,动脉和静脉导管,输尿管插管,微循环观察装置,1 mL、20 mL 和 50 mL 注射器。

【实验方法与步骤】

1. 取家兔 1 只,称重后,自耳缘静脉缓慢注射 20％乌拉坦溶液 5 mL/kg,麻醉后将其仰卧位固定于兔手术台上,颈部、腹部剪毛备用。

2. 手术。

(1) 颈部手术。

甲状软骨下缘沿颈正中线纵行切开皮肤约 5 cm,钝性分离颈部筋膜和肌肉。分离右侧颈外静脉、左侧颈总动脉和气管,穿线备用。自耳缘静脉注入肝素-生理盐水 3 mg/kg 体重(0.3%,1 mL/kg 体重),全身肝素化。

① 气管插管:插管侧管连接呼吸流量换能器,记录呼吸。

② 左侧颈外静脉插管:建立输血输液通道以测量中心静脉压。将事先充满抗凝液的静脉插管向心方向插入颈外静脉,深 6～8 cm,接近右心房水平,并结扎固定。通过三通管一端连接到压力换能器,记录中心静脉压(CVP),另一端连接输液装置。

③ 左侧颈总动脉插管:用来放血及测量动脉血压。将事先充满抗凝液的动脉插管向心方向插入颈总动脉,通过三通管一端连接到压力换能器,记录动脉血压,另一端连接事先注有 5 mL 抗凝液的放血用储血瓶。

(2) 腹部手术。

① 输尿管插管:在耻骨联合上方做下腹正中切口 4～5 cm,沿腹白线切开腹腔。找出膀胱,将膀胱从腹腔拉出,在背面膀胱三角区找出双侧输尿管入口,轻轻分离周围组织,用眼科剪与输尿管近膀胱侧剪一小口,将事先充满生理盐水的输尿管插管向肾方向插入,结扎。双侧输尿管同样插入导管,尿滴滴在记滴器上,记滴器转入生物信号采集与处理系统记录尿滴数。

② 肠系膜微循环观察(示教):左侧腹直肌旁做一长 5～6 cm 的腹壁切口,钝性分离肌肉,打开腹腔。因腹壁肌层血管丰富,要注意止血。找出一段游离度较大的小肠肠袢,从腹腔中轻轻拉出,放入微循环恒温灌流盒内,使肠系膜均匀平铺在微循环观察环上,压上固定板,调整灌流液的液面,使液面刚盖过肠系膜。用止血钳夹住腹部切口,以防肠管外溢。用显微镜观察肠系膜的微循环,辨认血流方向相反的微动脉、微静脉和仅容一个红细胞通过的毛细血管。固定某个区域,通过图像分析系统,观察毛细血管袢数目、血管口径、血流速度并处理有关数据。

3. 复制休克模型。

观察记录正常血压、中心静脉压、呼吸、尿量和微循环血流的变化。

打开颈总动脉与储血瓶相连的三通,放血至血压下降至 40 mmHg,调整储血瓶高度保持血压在 40 mmHg 20 min,即失血性休克状态。总放血量约为 20～35 mL/kg 体重。记录休克时血压、呼吸、尿量;观察休克时微循环的变化;记录放血量,计算失血量占全血量的百分比。

4. 休克的治疗。

对照组:复制休克模型后,自颈外静脉快速滴注生理盐水 25 mL,停止输液后,将储血瓶内的血回输入家兔体内。观察各项指标的变化。

去甲肾上腺素组:再次复制休克模型后,自颈外静脉快速滴注 0.02% 去甲肾上腺素溶液 25 mL,停止输液后,将储血瓶内的血回输入家兔体内。观察各项指标的变化。

山莨菪碱组:再次复制休克模型后,自颈外静脉快速滴注 0.008% 山莨菪碱溶液 25 mL,停止输液后,将储血瓶内的血回输入家兔体内。观察各项指标的变化。

5. 将全班各组实验结果填入表 2-4-4,用配对 t 检验统计给药前后的差异。

表 2-4-4　失用性休克急救治疗观察

组别		BP /mmHg	CVP /cmH$_2$O	呼吸 频率 /(次/分)	幅度 /cm	尿量 /(滴/分钟)
正常						
生理盐水对照	休克后 治疗后					
去甲肾上腺素	休克后 治疗后					
山莨菪碱	休克后 治疗后					

【注意事项】

1. 麻醉要深浅适度。过深,可严重抑制呼吸;过浅,动物疼痛挣扎,影响观察,甚至引起神经源性休克。

2. 牵拉肠袢要轻,以免引起严重低血压,外周循环衰竭。

3. 尽量减少手术出血,可在同一实验室不同组之间适当分工以减少手术创伤,如有的小组只观察微循环和血压。

4. 动脉套管中,插管前先加入一定量的肝素溶液。静脉导管一经插入,应立即缓慢滴注生理盐水。在插管前,动脉套管、静脉导管、与输液瓶相连的管道内应充满液体。

5. 本实验因手术较多,宜几个人分工协作,以保证实验成功率。

6. 观察微循环时,要分清动脉、静脉及毛细血管,选好标志血管,固定视野。

【思考题】

1. 以本实验结果说明失血性休克的发生发展。

2. 除了本实验对动物采用急性放血方法造成休克之外,请你结合理论知识,设计出几种简便易行复制休克动物模型的方法。

附:肠系膜微循环观察

(1) 向恒温水浴灌流盒内注入 38℃ 左右的灌流液,该灌流液由台氏液加入 1% 明胶配成。

(2) 选择一段游离度较大的小肠袢,从腹腔拉出后,放入恒温灌流盒的小浴槽内,使肠系膜均匀平铺在有机玻璃凸形观察环上,压上固定板,调整灌流液平面,使液面刚覆盖过肠系膜,用透射光源或侧射光源在显微镜下观察。

（3）在显微镜下直接观察和记录放血前后肠系膜微循环的状况：分清肠系膜各种血管，包括动脉、静脉和毛细血管（仅能通过一个红细胞的微血管），观察血流速度、血管口径及视野下某一固定区域内毛细血管祥数目，找出标记血管，以便固定视野作动态的前后比较。

① 选取一支微动脉与微静脉（从血流方向加以区分），观察两者口径大小和口径比值，并注意相应区域内的毛细血管开放数目及血流速度，血流速度可用线状流（最快）、线粒流（快）、粒线流（较快）、粒流（较慢）、粒缓流（慢）、粒摆流及血流停滞来记述。这一区域选一根血管做标记，移动观察时仍可找到。

② 注意有无红细胞聚集，如有聚集，聚集程度可用 3～5 个红细胞相连成串（轻度）、呈缗钱状（中度）、呈絮状（重度）等记述。

③ 除上述观察血管口径、血流速度及红细胞聚集程度外，有时还可观察到以下变化。

血浆流：失血后部分毛细血管内红细胞消失，仅见血浆流动。

白细胞附壁：失血早期，血流缓慢时在小静脉壁上可见白细胞滚动和附着。

微血管周围斑点状出血：在失血晚期可观察到毛细血管周围有出血灶。

（丁红群　许　燕）

实验二十五　家兔弥散性血管内凝血模型制备及检测

【实验目的】

通过复制动物弥散性血管内凝血（disseminated intravascular coagulation，DIC）模型，观察 DIC 时体内凝血因子和纤维蛋白（原）降解产物（fibrinogen degradation products，FDP）含量的改变。

【实验原理】

DIC 是指在某些致病因子作用下，凝血因子和血小板被激活，引起血管内微血栓形成，同时或继发纤维蛋白溶解亢进，从而出现器官功能障碍的病理过程。典型的 DIC 的发展一般经过高凝期、消耗性低凝期及继发性纤溶亢进期。在 DIC 发生发展过程中，各种凝血因子和血小板因大量消耗而明显减少，FDP 增多，从而发生血栓、出血和器官功能障碍。

【实验对象】

未孕家兔（体重 2.0～2.5 kg）。

【实验药品与器材】

1％普鲁卡因溶液，3.8％枸橼酸钠溶液，兔脑粉浸液，0.025 mol/L 氯化钙溶液，2％氯化钙溶液，1％硫酸鱼精蛋白溶液，凝血酶液，1％ 6-氨基己酸溶液，生理盐水；兔手术台，实验手术器械 1 套，注射器（5mL），气管插管，胶管，动脉套管，离心机,试管,吸管,表面皿,恒温水浴箱,秒表。

【实验方法与步骤】

1. 取刻度离心管 3 支,分别做好标记:u1,u2,u3。在三个离心管中各放入 3.8% 枸橼酸钠溶液 0.5 mL。

2. 将兔称好体重,仰卧位固定于实验台,剪去颈部手术野被毛。

3. 用 5 mL 注射器抽取 1% 普鲁卡因注入颈部正中线皮下。

4. 颈总动脉插管:作颈部正中切口,长 5 cm,分离一侧颈总动脉 3 cm,在动脉下穿两根线(一根结扎动脉头端,用动脉夹夹住近心端)。右手持眼科剪在紧靠头端结扎处向心剪破动脉壁,插入塑料插管(预先充满生理盐水),用线扎紧固定。

5. 备好干燥玻片一张及含枸橼酸钠抗凝液离心管 u1,从动脉插管内放血。

(1) 松开动脉夹,最先流出的数滴血弃去,放一滴血在玻片上即刻测定凝血时间。

(2) 在离心管 u1 内放入血 4.5 mL,将离心管轻轻上下颠倒混匀。勿震荡,放置试管架上。

(3) 放血后须从动脉插管内推入少量生理盐水,防止管内凝血,夹好动脉夹。

6. 取兔脑粉生理盐水浸液,按 2.0 mL/kg 体重计算,将总量用生理盐水稀释至 30 mL,用头皮静脉针由耳缘静脉注射,在 15 min 内注完。其注入速度为:第一个 5 min 以 1.0 mL/min 注入;第二个 5 min 以 2.0 mL/min 注入,最后 5 min 以 3.0 mL/min 注入。

7. 于兔脑粉浸液注射完后立即第二次从颈总动脉取血样本。放血 4.5 mL 入离心管 u2 内混匀,并放一滴血在玻片上测凝血时间,隔 15 min 后再第三次取血 4.5 mL 入 u3 混匀,并测定凝血时间,具体操作同 5。

8. 将三次所取的血液离心(3 000 r/min)10 min,分离出血浆作测定用。另设对照兔一只,不注兔脑浸液而改注生理盐水,注入途径、总量和速率以及取血样时间等均与实验兔相同。

9. 实验指标检测。

(1) 凝血时间测定(玻片法)。

取动脉血一滴于清洁干燥的载玻片上,直径约 5~10 mm,立即开始计时,2 min后,每隔半分钟用干针头挑动血液一次,直至见到纤维蛋白丝为止,自血液流出至出现纤维蛋白丝的时间即为凝血时间。

(2) 凝血酶原时间(PT)测定。

取小试管 1 支,放入血浆及兔脑粉浸液各 0.1 mL,然后加 0.025 mol/L 氯化钙溶液 0.1 mL,立即开动秒表,不断轻轻振摇试管,记录液体停止流动所需要的时间,重复 3 次,取其平均值。

(3) 血浆鱼精蛋白副凝(3P)试验。

① 取血浆 1 mL 放入小试管内,置于 37℃ 水浴中 3 min。

② 加鱼精蛋白溶液 0.1 mL,混匀,置 37℃ 水浴 15 min 立即观察结果,出现白

色纤维蛋白丝者为阳性,混浊者为阴性。假阳性结果可见于抽血不顺利、抗凝不匀、标本置于冰箱等。假阴性结果可见于水浴箱温度过低又重新加温至37℃时、纤维蛋白原含量过低等。

（4）纤维蛋白原定量测定（饱和盐水沉淀比浊法）。

① 取血浆 0.5 mL,置于直径为 12 mm,长为 100 mm 的试管中,加入饱和氯化钠溶液 4.5 mL,充分混匀,置 37℃ 水浴中温育 3 min,取出后再次混匀,作测定管。

② 以生理盐水代替饱和氯化钠溶液,进行上述同样操作,作对照管。

③ 用 721 型分光光度计比色,波长 520 nm,以对照管作为零点,测出光密度后,按下式计算纤维蛋白原含量。

$$\frac{测定管光密度}{0.5} \times 1\,000 = 纤维蛋白原浓度(mg/L)$$

【注意事项】

1. 放血时不要将动脉夹取下,以防失血过多。

2. 插管时应先用生理盐水充满塑料管后再插入兔动脉,每次采取血样后立即用生理盐水把塑料管内的血液推回到体内,以防管内凝血。

3. 注射兔脑浸液的速度原则是"先慢后快",必须严格按要求缓慢注射,切忌过快,否则极易造成实验动物的猝死。注射中要密切观察家兔的反应,一旦出现呼吸急促、急剧躁动,应立即取血样本。

4. 实验用的血浆如暂时不用,可置入冰箱(4℃)保存,时间不宜过长,一般不长于 4h。如室温较低(低于 20℃),血浆在测试前应在 37℃ 水浴箱温育 1 min 左右。

5. PT 试验中水浴温度需恒定在 36℃～38℃,温度过高或过低均可使 PT 延长。

【思考题】

1. 在兔发生 DIC 的前后,其凝血时间、PT、3P 测定值有何改变?为什么?

2. 根据实验结果分析弥散性血管内凝血发生的机制。

（许　燕　丁红群）

实验二十六　家兔急性右心衰竭模型制备及观察

【实验目的】

1. 学习复制急性右心衰竭的模型。

2. 观察右心衰竭时血流动力学的主要变化。

3. 通过对实验的观察和分析,加深对心力衰竭发生机制及病理变化的理解。

【实验原理】

通过静脉注射液状石蜡致急性肺小血管栓塞,引起右心后负荷增加;通过大量静脉输液,引起右心前负荷增加。由于右心前、后负荷的过度增加,造成右心室收缩和舒张功能降低,而导致急性右心衰竭。

【实验对象】

家兔(1.5~2.5 kg,雌雄不限)。

【实验药品与器材】

1%肝素溶液,生理盐水,1%普鲁卡因溶液,乌拉坦 1 g/kg 体重(20%,5 mL/kg 体重);动物手术器械一套,兔手术台,生物信号采集处理系统,输液及中心静脉压测量装置,连接三通活塞的静脉导管,动脉导管,气管插管,动脉夹,听诊器,注射器(50 mL、10 mL、5 mL、1 mL 各 1 支),针头。

【实验方法与步骤】

1. 取健康家兔一只,称重,由耳缘静脉注射20%乌拉坦溶液 5 mL/kg 体重麻醉后,仰卧位固定于兔手术台上,颈部剪毛。

2. 若全麻不满意,可在颈部正中皮下注射1%普鲁卡因溶液2~3 mL局部浸润麻醉。颈部正中切口,切口长5~7 cm。

3. 分离颈外静脉、颈总动脉。将右侧皮肤切开,用手指在皮肤外面向上顶起,即可见到颈外静脉(呈暗紫色的粗大血管)。用止血钳沿血管走行方向钝性分离,分离长度为 3~4 cm,穿两线备用。颈总动脉位于气管两侧,用手触之有搏动感。颈总动脉与颈部神经被束在颈动脉鞘内,细心分离右侧的颈动脉鞘膜,分离颈总动脉长 4~5 cm,穿两根线备用。

4. 全身肝素化。耳缘静脉注射1%肝素溶液 1 mL/kg 体重。

5. 插管。

(1) 右侧颈外静脉插管。用于输液和中心静脉压测量。插管时先用动脉夹夹住静脉近心端,待静脉充盈后结扎远心端。用眼科剪在靠近远心端结扎处呈 45°角剪一小口(约为管径的 1/3 或 1/2),插入预先充满生理盐水的连有三通活塞的静脉导管,插入导管长度为 5~7cm。此时导管口在上腔静脉近右心房入口处,结扎固定插管(最好能经颈外静脉插管到右心房,进而插入右心室,通过压力传感器,用生物信号采集处理系统或生理记录仪记录右心室内压力及压力变化率,并据此压力的波形和数值及插管的长度,判断导管所到达的部位)。

(2) 左侧颈总动脉插管。用于描记动脉血压。结扎颈总动脉远心端,用动脉夹夹住近心端(使两端距离尽可能长)。然后用眼科剪在靠近远心端结扎处的动脉壁上剪一斜口(为管径的 1/3~1/2),插入预先充满生理盐水的动脉导管,用已穿好的线结扎,并固定导管,以防滑脱,然后缓慢松开动脉夹。

6. 连接血压描记装置,打开生理记录仪,描记正常血压曲线,测量和记录中心静脉压、血压、心率、心音强度、呼吸频率和深度,听诊胸背部有无水泡音,做肝-中心静脉压反流试验（用手轻推压右肋弓下 3 s,中心静脉压上升值以 cmH$_2$O 为单位）。

7. 复制急性右心衰竭模型。用 1 mL 注射器抽取预先加温至 38℃ 的液状石蜡 1 mL,以每分钟 0.2 mL 的速度缓慢注入耳缘静脉,同时密切观察血压、中心静脉压(或心房压、右心室压)、呼吸等变化。若有中心静脉压明显上升或血压明显下降,即停止注射。待中心静脉压和血压又恢复到原对照水平时,再缓慢注入液状石蜡,直至中心静脉压有明显升高及血压有轻度下降时[降低 10～20 mmHg(1.3～2.7 kPa)]为止(一般液状石蜡用量为 0.5～1.0 mL,不超过 0.5 mL/kg)。

8. 待动物呼吸、血压稳定后,以每分钟 5～10 mL/kg 体重的速度快速由静脉导管输入生理盐水,输液过程中密切观察各项指标的变化(呼吸、血压、心率、心音强度、胸背部有无水泡音、中心静脉压以及肝-中心静脉压反流等),直至动物死亡。

9. 动物死亡后,挤压胸壁,观察气管内有无分泌物溢出。剖开胸、腹腔,观察有无胸腔积液和腹水;肝脏有无淤血、肿大;肠系膜血管有无淤血、肠壁有无水肿;心脏各腔室体积有何变化;肺脏有无水肿;最后切开腔静脉,让血液流出,观察肝脏和心腔体积的变化。

【注意事项】

1. 颈外静脉壁薄,易损伤出血,分离时应仔细行钝性分离,忌用剪刀剪切。

2. 静脉导管的插入深度为 5～7 cm,在插管过程中如遇阻力,可将导管稍微退出,调整方向后再插,切忌硬插,以免刺破血管。插好后可见中心静脉压随呼吸明显波动。

3. 注射液状石蜡时一定要缓慢,出现血压明显降低时应立即停止注射,否则容易导致动物立即死亡。

4. 尸检时注意不要损伤胸、腹腔血管,以免影响对胸腹水的观察。

【思考题】

1. 本实验中引起右心衰竭的机制是什么？哪些指标变化是右心衰竭所致？

2. 本实验动物存在哪些类型的低氧？其发生机制是什么？

3. 实验动物是否发生了酸碱平衡紊乱和肺水肿？如果有,其发生机制如何？

4. 肝-中心静脉压反流实验说明什么问题？

(许　燕　丁红群)

实验二十七　家兔肝性脑病模型制备及治疗

【实验目的】

1. 观察肝脏对氨的解毒作用。

2. 观察氨在肝性脑病发病机制中的作用。

3. 用谷氨酸钠和酸性溶液治疗肝性脑病并探讨其疗效的病理生理学基础。

【实验原理】

肝性脑病是继发于严重肝脏疾患的神经精神综合征,其发病机制目前一般认为主要是由于氨中毒引起。一般认为,由于肝细胞严重受损或门-腔侧支循环形成,使血氨的清除障碍或生成增多,因而使血氨升高导致肝性脑病。临床主要表现为中枢神经系统功能障碍引起的神经精神症状,甚至昏迷。

【实验对象】

家兔(雌雄不限,体重 2.0～3.0 kg)。

【实验药品与器材】

1%普鲁卡因溶液,复方氯化铵溶液(氯化铵 25 g,碳酸氢钠 15 g,葡萄糖 50 g,加水至 1 L),复方氯化钠溶液(氯化钠 25 g,碳酸氢钠 15 g,葡萄糖 50 g,加水至 1 L),复方谷氨酸钠溶液(谷氨酸钠 25 g,碳酸氢钠 15 g,葡萄糖 50 g,加水至 1 L),3%乳酸溶液;兔腹部手术器械 1 套,兔手术台,5 mL、20 mL、50 mL 注射器各 1 支,7 号针头,粗棉线绳等。

【实验方法与步骤】

实验分为四组进行。

1. 第一组家兔用于肝脏大部分结扎后肠腔内注射复方氯化铵溶液。

(1) 取家兔一只,称重后仰卧位固定于兔手术台上,剪去腹部正中的被毛,在剑突下沿腹正中线注射 1%普鲁卡因溶液后,做 5～7 cm 的切口,暴露肝脏,用左手向下轻压肝脏以暴露并剪断肝膈韧带,再将肝脏向上翻,暴露肝胃韧带并用手剥离。

用粗棉线绳结扎肝左外叶、左中叶、右中叶(带胆囊叶)和方形叶的根部,使之血流阻断(仅留下右外叶和尾状叶),完成肝大部分结扎手术。

(2) 沿胃幽门找出十二指肠,其下穿一粗棉线绳,用眼科小剪刀在十二指肠壁作一小切口,将导尿管插入肠腔约 5 cm,并固定导尿管防滑脱。用止血钳对合夹住腹壁切口,关闭腹腔。

(3) 观察家兔一般情况、角膜反射及对疼痛刺激反应等。

(4) 每隔 5 min 向十二指肠肠腔内注射复方氯化铵溶液 5 mL,仔细观察动物情况,有无反应性增强,有无痉挛发作,直至动物出现角弓反张、角膜反射消失及昏迷为止,记录所用的复方氯化铵溶液总量,并计算每千克体重的用量。

2. 第二组家兔手术方法同上,游离肝脏,但不结扎肝脏,做肝脏假手术后,用同样方法向十二指肠肠腔内注射复方氯化铵溶液,直至与第一组兔剂量相同,观察动物的一般状况。

3. 第三组家兔做肝大部结扎后(手术方法同前),用相同方法向十二指肠肠腔内注射复方氯化钠溶液,剂量同第一组兔。

4. 第四组家兔做肝大部结扎后(手术方法同前),用相同方法向十二指肠肠腔内注射复方氯化铵溶液,与第一组兔剂量相同。由耳缘静脉缓慢注射复方谷氨酸钠溶液($3\ mL/kg$ 体重),并向十二指肠注入 3% 乳酸溶液($5\ mL/kg$ 体重),观察并记录治疗后症状有无缓解。

【注意事项】

1. 兔肝脏质地脆弱,易破裂出血,故手术时应注意动作轻柔。

2. 分离剪镰状韧带时,谨防刺破横膈。结扎肝脏时结扎线应扎于肝叶根部,避免拦腰勒破肝脏。

3. 向十二指肠肠腔下方注射复方氯化铵溶液时,注意不要刺破肠腔将液体漏入腹腔。

4. 动物不要做全身麻醉,以免影响观察。但未做全身麻醉有时会挣扎,要与氨中毒所引起的强直性痉挛相区别。

【思考题】

1. 血氨增高导致肝性脑病的机制是什么?

2. 混合液中碳酸氢钠和葡萄糖的作用是什么?

3. 抢救治疗的病理生理学基础是什么?

(许　燕　丁红群)

实验二十八　家兔急性呼吸衰竭模型制备及观察

【实验目的】

学习家兔急性呼吸衰竭模型的复制方法;观察家兔急性呼吸衰竭时呼气指标的变化并分析其机制。

【实验原理】

通气障碍、气体弥散障碍和肺泡通气/血流比例失调是呼吸衰竭的主要发病机制。本实验通过动物窒息、气胸和肺水肿以复制通气功能障碍、气体弥散障碍及肺泡通气/血流比例失调所引起的Ⅰ型与Ⅱ型呼吸功能不全模型。

【实验药品与器材】

20%乌拉坦溶液,0.7%肝素溶液,10%葡萄糖溶液,生理盐水;兔手术台,生物信息采集处理系统,血气分析仪,电子秤,手术器械,动脉夹,气管插管,三通管,动脉插管,听诊器软木塞 4 个,$2\ mL$、$5\ mL$、$10\ mL$、$20\ mL$、$50\ mL$注射器各 1 支,16 号针头,头皮针。

【实验对象】

健康未孕家兔(体重 $2.0\sim2.5\ kg$)。

【实验方法与步骤】

1. 称重、麻醉和固定动物：家兔称重后，从耳缘静脉缓慢注入20％乌拉坦溶液（5 mg/kg体重）。仰卧位固定。

2. 颈部剪毛，正中切口，切口长5～7 cm，逐层钝性分离颈部组织，分离出气管穿一根粗线；分离出颈总动脉，穿2根细线，备用。

3. 全身肝素化，耳缘静脉注射肝素溶液2 mL/kg体重。

4. 插管。

（1）气管插管：在气管上剪一"⊥"形切口，插入气管插管并结扎固定。气管插管一端通换能器与生物信号采集处理系统连接，用于描记呼吸。

（2）颈总动脉插管：用丝线结扎远心端血管，近心端用动脉夹夹闭，然后用眼科剪在结扎心端将动脉壁剪一约占周径1/3的斜口，插入充满肝素的动脉插管并固定，动脉插管通开关连接压力换能器与生物信号采集处理系统连接（描记血压），同时与一注射器相连（采血用）。

5. 打开生物信息采集处理系统，打开颈总动脉的动脉夹，监测正常血压、心率、呼吸，用听诊器听心音强度、肺部呼吸音等。缓慢打开三通开关，弃去最先流出的1 mL血液后，用充有肝素的注射器从三通管取血约2 mL，将针头迅速插入软木塞，做血气分析。以上述资料作为正常对照值。

6. 模型复制。

（1）复制阻塞性通气障碍模型：用弹簧夹或血管钳将"Y"型气管插管上端侧管所套橡皮管完全夹闭，使动物处于完全窒息状态30 s，按步骤5方法取血样，进行血气分析，并观察呼吸频率、幅度及血压等变化。立即解除夹闭待动物恢复正常（约10 min）。

（2）复制限制性通气障碍模型：于家兔右胸第4～5肋间隙与腋前线交界处，插入16号针头（钝头），当穿刺针头垂直刺入1～1.5 cm左右，有落空感，家兔呼吸幅度开始变小时，可以确定针头已插入胸膜腔，胸膜腔与外界大气通过针头相通造成右侧开放性气胸。观察呼吸、血压的变化，持续5～10 min，当动物呼吸与血压出现明显变化、皮肤与口唇黏膜明显发绀时，按步骤5方法取血样，进行血气分析。然后用50 mL注射器通过针头，将胸膜腔内的空气抽尽，拔出针头，等待家兔呼吸恢复正常（约20 min）。

（3）复制肺水肿模型：观察并记录一段正常时呼吸、血压曲线后，抬高兔台头端约呈30°角，保持气管居于正中部位。用2 mL注射器吸取10％葡萄糖水1～2 mL（按动物大小取量），将针头插入气管插管分叉处，5 min内缓慢匀速地将葡萄糖滴入气管内以造成渗透性肺水肿。5～10 min后放平兔台，观察其呼吸频率、幅度及血压等变化，当动物出现明显的呼吸急促、气管内有泡沫样液体溢出、两肺出现湿性啰音等肺水肿体征时，立即按步骤5方法取血样进行血气分析。

采血后，夹闭气管，处死家兔，打开胸腔，在气管分叉处结扎气管，以防止水肿的肺内液体流出。在结扎处以上切断气管,分离心脏及血管,将肺取出。称肺重,计算肺系数。肉眼观察肺体积、颜色的改变,并切开肺观察有无泡沫样液体流出。肺系数计算:肺系数＝肺重量(g)/体重(kg)。正常肺系数为4～5。

【注意事项】

1. 完全窒息的时间不应过长,最多只能持续1 min,以免造成动物死亡。

2. 人工气胸后胸腔内气体一定要抽尽,待呼吸频率和幅度恢复到气胸前的水平方可进行肺水肿模型的复制。

3. 取血做血气分析时,切忌接触空气,否则影响血气分析结果。实验条件要严格控制,每次抽血用的注射器针管中的肝素量、所用针头型号、所采血的标本量均应一致。

4. 血标本最好立即送检,若不能立即送检,则需将标本放入冰壶内(标本搁置时间不宜超过1 h)。

5. 取肺时不要损伤肺组织,以免肺水肿液流出,影响肺系数的准确性。

【思考题】

1. 窒息、气胸及肺水肿分别引起了哪一型呼吸衰竭?为什么?

2. 肺水肿可以通过哪些机制引起呼吸衰竭?

(许　燕　丁红群)

实验二十九　家兔急性肾功能衰竭模型制备及观察

【实验目的】

1. 复制中毒性肾功能不全的动物模型。

2. 观察氯化汞中毒家兔的一般状态、尿的变化、血气酸碱变化、血尿素氮水平,以了解肾脏功能情况,并观察肾脏形态改变。

3. 根据实验指标,判断、分析及讨论急性肾衰的发病机理。

【实验原理】

给兔子皮下注入氯化汞造成兔急性肾功能衰竭的动物模型。重金属汞进入体内可造成肾实质损伤、肾近曲小管基底膜和上皮细胞发生变性坏死,因此使肾功能急剧下降而发生肾衰。

【实验对象】

家兔(雌雄不限,体重2.0～3.0 kg)。

【实验药品与器材】

1%氯化高汞($HgCl_2$)溶液,0.9%氯化钠溶液,标准尿素氮溶液(1 mL＝0.025 mg),二乙酰一肟-氨硫脲(DAW-TSC)溶液,酸混合液,5%醋酸溶液,尿素氮标准液Ⅱ;血气分析仪,尿比重计,离心机,光电比色计,水浴锅,试管,滴管,吸管,试管夹,酒精灯,试管架,手术器械一套,输尿管塑料管,显微镜,玻璃片。

【实验方法与步骤】

1. 取两只家兔,一只为正常对照,一只为中毒实验兔。于实验前一天称重后,实验兔皮下或肌肉注射1% $HgCl_2$(1.5～1.7 mL/kg,一次注射),造成急性中毒性肾衰模型备用,对照兔则在相同部位注射同量的生理盐水,作为对照备用。两兔实验前均少喂蔬菜。

2. 实验开始,称重后固定于兔台,下腹部剪毛,局麻,在耻骨联合上1.5 cm处正中切口约长4 cm,分离皮下组织沿腹白线切开腹膜,暴露出膀胱,并将膀胱翻向体外,在膀胱底部找到并分离两侧输尿管,在输尿管靠近膀胱处用线结扎,略等片刻,待输尿管略充盈后,用眼科剪剪一小口,向肾脏方向插入一根细塑料管,结扎,收集尿液。作股动脉或颈总动脉分离,准备取动脉血做血气分析。

3. 输尿管插管后从耳缘静脉缓慢输注5%葡萄糖液100 mL/kg体重。

4. 尿蛋白定性检查,取正常及中毒兔尿液各约3 mL分别放入试管中,以试管夹夹住试管,在酒精灯上加热至沸腾(试管口不要对着人,小心加热,切勿让试管内尿液溢出)。若有混浊,加入5%醋酸3～5滴,再煮沸。若尿变清,则混浊是尿内尿酸盐所致;若混浊加重,则表示尿中含有蛋白。根据尿浑浊程度可按下面标准判定结果:

"－"表示尿液清晰不显混浊。

"＋"表示尿液出现轻度白色混浊(含蛋白质0.01%～0.05%)。

"＋＋"表示尿液稀薄出现乳样混浊(含蛋白质0.05%～0.2%)。

"＋＋＋"表示尿液乳浊或有少量絮片存在(含蛋白质0.2%～0.5%)。

"＋＋＋＋"表示尿液出现絮状混浊(含蛋白质>0.5%)。

5. 尿液镜检。

(1) 将收集的尿液取出一滴置于玻片中,于显微镜下计数细胞,至少检查10个高倍视野,管型至少检查10个低倍视野,用最低至最高数报告。

(2) 也可取一定量的尿液分别置于两支离心管中离心沉淀(1 500 r/min)5 min,取尿沉渣涂片先低倍后高倍镜观察,计算10个不同视野的管型和细胞的近似平均值,其中管型以低倍视野计算。

6. 血清尿素氮测定。

(1) 原理:血液和尿中的尿素在强酸条件下与二乙酰一肟和氨硫脲煮沸,生成红色复合物(二嗪衍生物)。

(2) 从正常及中毒家兔股动脉或颈总动脉取血5 mL,沉淀,离心5 min(2 000 r/min),分离血清。用滴管将血清吸出,分别移入干燥小试管中备用。

(3) 操作方法见表2-4-5。

表 2-4-5　血清尿素氮测定操作

试剂	测定管 A/mL	测定管 B/mL	标准管/mL	空白管/mL
血清	0.02	0.02	—	—
水	0.5	0.5	0.1	0.5
标准应用液Ⅱ	—	—	0.4	—
DAM-TSC 液	0.5	0.5	0.5	0.5
酸混合液	4.0	4.0	4.0	4.0

注：测定管 A 为正常家兔血清,测定管 B 为中毒家兔血清

混匀后,置沸水锅中准确煮沸 10 min,置冷水中 3 min 后比色。用 520 nm 波长比色,以空白管调零(或用蒸馏水作空白调零)。

(4) 计算:

$$\frac{测定管光密度}{标准管光密度} \times 0.002 \times \frac{100}{0.02} = \frac{D_u}{D_s} \times 10 = 血清尿素氮(mg/L)$$

7. 形态学观察。

(1) 将中毒家兔与对照兔一并杀死(自耳缘静脉注入 5~10 mL 空气致死),取出肾脏称重,观察并比较两只家兔肾脏体积大小、皮质条纹及色泽等。

(2) 组织切片示教:于显微镜下观察皮质肾小管上皮有无明显的变性、坏死、脱落,有无大量蛋白、红细胞和管型存在。

【注意事项】

1. 血清、标准液等试剂应准确。

2. 加入标准应用液Ⅱ之后,不超过 1~2 min,即应放入沸水浴中。

3. 煮沸及冷却时间应准确,否则颜色反应消退。

4. 正常家兔血清尿素氮 14~20 mg/L,急性升汞中毒性肾病家兔血清尿素氮为正常值的 1~2 倍。

附:试剂的配制

1. 二乙酰一肟-氨硫脲液:称取二乙酰一肟 600 mg,氨硫脲 30 mg,蒸馏水溶解并加至 100 mL。

2. 酸混合液:浓磷酸(85%~87%)35 mL,浓硫酸 80 mL,慢慢滴加于 800 mL 水中,冷却后定容至 1 000 mL。

3. 尿素氮标准贮存液(1 mg 氮/mL):称取分析纯尿素 2.143 g,加 0.01 mol/L 硫酸溶解,并加至 1 000 mL,置冰箱内保存。

4. 尿素标准应用液Ⅰ(0.025 mg 氮/mL):吸取尿素氮标准贮存液 2.5 mL,加 0.01 mol/L 硫酸至 100 mL。

5. 尿素氮标准应用液Ⅱ(0.005 mg 氮/mL):吸取尿素氮标准应用液Ⅰ 20 mL,加 0.01mol/L 硫酸至 100 mL。

【思考题】

1. 急性肾衰的发生机制是什么？

2. 急性肾衰是怎样引起少尿和无尿的？在少尿期，水、电解质平衡及酸碱平衡有什么变化？对机体有什么影响？

（许 燕 丁红群）

实验三十 不同剂量、剂型对药物作用的影响

【实验目的】

观察不同剂量剂型戊巴比妥钠对蟾蜍作用的差异。

【实验原理】

药物的剂量影响药物作用，在一定剂量范围内随着剂量增加，药物作用增强。药物的剂型影响药物的吸收量和速度，影响药物作用起效时间与作用强弱。

【实验对象】

蟾蜍3只。

【实验药品与器材】

1％戊巴比妥钠水溶液，1％戊巴比妥钠阿拉伯胶溶液，0.3％戊巴比妥钠水溶液；1 mL注射器，天平，7号针头、9号针头各1只，不同颜色彩线2段。

【实验方法与步骤】

1. 取蟾蜍3只，称重，以彩线系后腿编号。

2. 甲蟾蜍胸淋巴囊注射1％戊巴比妥钠水溶液0.05 mL/10 g体重，记录注射时间。

3. 乙蟾蜍胸淋巴囊注射1％戊巴比妥钠阿拉伯胶溶液0.05 mL/10 g体重，记录注射时间。此型以9号针头注射，用后立即洗净，以免针管粘牢。

4. 丙蟾蜍胸淋巴囊注射0.3％戊巴比妥钠水溶液0.05 mL/10 g体重，记录注射时间。

5. 观察蟾蜍翻正反射消失的时间并记录（表2-4-6）。

表2-4-6 戊巴比妥钠不同剂量剂型对药效的影响

编号	体重/g	药物	剂量/mL	翻正反射消失时间/s
甲				
乙				
丙				

【注意事项】

1. 蟾蜍体重应相近，以减少个体差异。

2. 以正确方法给药，防止药物从注射部位漏出。

【思考题】

1. 如何应用药物的量效关系指导药理学试验？
2. 讨论给药剂量与临床用药的关系。

（徐　霞）

实验三十一　　不同给药途径对药物作用的影响

【实验目的】

观察不同给药途径对尼可刹米作用的影响。

【实验原理】

给药途径是影响药物作用的因素,不同的给药途径对药物吸收的量和速度有影响,因而使药物作用的强度和速度不同,有时甚至会改变药物的作用性质。

【实验对象】

小鼠 3 只。

【实验药品与器材】

2%尼可刹米,苦味酸(或其他记号剂);天平,1 mL 注射器,小鼠灌胃器。

【实验方法与步骤】

1. 取性别相同、体重相近的小鼠 3 只,编号,称重,观察一般活动,然后给药。
2. 甲鼠灌胃 2%尼可刹米 0.2 mL/10 g 体重。
3. 乙鼠皮下注射 2%尼可刹米 0.2 mL/10 g 体重。
4. 丙鼠腹腔注射 2%尼可刹米 0.2 mL/10 g 体重。

给药后,立即记录给药时间,记录动物惊厥出现时间(潜伏期)(表 2-4-7)。

表 2-4-7　不同给药途径对尼可刹米作用的影响

动物号	体重/g	给药途径	开始惊厥时间/s	强度
甲				
乙				
丙				

【注意事项】

1. 注射药液后药物作用发生较快,需留心观察。尼可刹米为中枢兴奋药,用药后小鼠反应为不安、竖尾、攻击、乱窜、跳跃、抽搐、惊厥、死亡。
2. 给药后要关好笼盖,防止小鼠因极度兴奋而跳出鼠笼。

【思考题】

试分析给药途径与药物作用的关系及临床意义。

（徐　霞）

实验三十二 药物反应的个体差异及常态分布规律

【实验目的】

了解药物反应的个体差异和常态分布规律。

【实验原理】

由于个体的机体情况不同,从药物代谢动力学和药物效应动力学两方面影响药物作用,因而在药物因素都相同的情况下,药物作用有差异。这种差异表现出来的规律是大部分个体的反应性质相同、强度相似,而少数个体表现为很敏感、耐受或性质不同。

【实验对象】

小鼠 2 只。

【实验药品与器材】

0.3% 戊巴比妥钠溶液,苦味酸(或其他记号剂),天平,1 mL 注射器。

【实验方法与步骤】

1. 每组取 2 只小鼠,称取重量并做标记。

2. 腹腔给予戊巴比妥钠 45 mg/kg 体重(0.3% 溶液 0.15 mL/10 g),记录给药时间。

3. 给药后将小鼠翻转,使其背朝下脚朝上放置于实验桌上,观察小鼠是否自动翻转回复至正常体位。若小鼠不能自动翻转(翻正反射消失),记录该反射消失时间,并计算与给药时间之间隔。

4. 汇总全部实验组结果,计算出翻正反射消失时间极差,等距组分组,以翻正反射消失时间为横坐标,以每个组距内小鼠数为纵坐标,绘制翻正反射消失时间-频数直方图。

【注意事项】

1. 药物起效很快,要密切观察,准确记录注射时间与翻正反射消失时间。

2. 注意数据的统计。

【思考题】

机体方面的哪些因素可影响药物作用引起个体差异?

(徐 霞)

119

实验三十三 小鼠戊巴比妥钠LD$_{50}$和ED$_{50}$的测定

【实验目的】

了解药物半数致死量(LD$_{50}$)、半数有效量(ED$_{50}$)的概念、测定方法及意义。

【实验原理】

半数致死量(LD$_{50}$)就是指引起半数(50%)实验动物死亡的药物剂量。它是半数有效量即ED$_{50}$的一个特例。半数有效量(ED$_{50}$)在量反应中是指能引起50%最大效应的药物剂量;在质反应中是指50%实验动物出现阳性反应的药物剂量。半数致死量越大,半数有效量越小,则表明药物的安全性越高。因而常用治疗指数(LD$_{50}$/ED$_{50}$)作为药物安全性的指标。其比值越大,则安全性越高;其比值越小,则安全性也就越小。一般认为治疗指数在3以上的药物才具有实用意义。目前用于临床的药物,其治疗指数多在10以上。治疗指数愈大,临床用药愈安全。

【实验对象】

小鼠(20 g左右,雌雄各半)。

【实验药品与器材】

戊巴比妥钠;普通天平,1 mL注射器,计算器。

【实验方法与步骤】

一、LD$_{50}$测定方法介绍

(一)预试验

1.目的:估计0%和100%致死剂量,分别用D$_n$和D$_m$表示。

2.方法。

(1)动物及其分组:小鼠,20 g左右,每组4只,组数取决于实验具体需要。

(2)药物稀释:将药液进行10倍系列稀释。

(3)药液注射。

① 用4只小鼠以每10 g体重注射0.2 mL药液,出现几种可能的结果:小鼠死亡数可能为0只、1只、2只、3只、4只。

② 如果步骤①中的死亡数为0~1只,则再用4只小鼠分别以每10 g体重注射0.28 mL药液,结果可能出现步骤①中的4种情况之一。若仍为0只小鼠死亡,则再取4只小鼠,增加剂量注射,如此递增剂量进行实验,直至某组4只小鼠中已出现死亡现象。

③ 如果步骤①中的死亡数为3~4只,则再用4只小鼠分别以每10 g体重注射0.14 mL药液,结果可能出现步骤①中的4种情况之一。若仍为4只小鼠死亡,则再取4只小鼠,降低剂量注射,如此递减剂量进行实验,直至某组4只小鼠中已出现存活现象。

④ D_m：如果步骤②或步骤③中某组出现死亡数为 4 只，而前一组是 2～3 只，则以该组剂量为 D_m；若前一组是 0～1 只，则以该组剂量的 1.5 倍为 D_m。

⑤ D_n：用与上述相似方法找出 D_n。

（二）LD_{50} 的测定

1. 分组：一般以 4～9 组为宜，每组 10 只小鼠，体重 20 g 左右。

2. 药液配制：按等比梯度 1：0.7（0.6～0.9）配制不同药物浓度的系列药液。药液总体积按照实际动物数（每只动物 0.2 mL/10 g 体重）计算，同时考虑留有适当余地（例如，多配 0.5 mL 用于消耗）。

3. 各组均按 0.2 mL/10 g 体重用药，为了节省动物，可首先在 2、4、6 组中进行。

4. 用药：若第二组全死，则省去第一组，再补作第 3 组、第 5 组、第 7 组……若第 8 组出现死亡，可酌情增加 9、10 组，以保证实验的完整性。

（三）LD_{50} 的计算

根据下列公式计算 LD_{50}：

$$LD_{50} = \log^{-1}[X_m - i \times (\textstyle\sum P - 0.5)]（P_m 为 1，P_n 为 0 时）（孙氏改良法）$$

或

$$LD_{50} = \log^{-1}\left[X_m - i \times \left(\sum P - \frac{3 - P_m - P_n}{4}\right)\right]（校正公式）$$

式中：

X_m：最大剂量的对数值。

P：各组动物的死亡率（用小数表示），P_m 为最大剂量死亡率，P_n 为最小剂量死亡率。

$\sum P$：各组动物死亡率的总和。

i：大剂量与相邻小剂量比值的对数值。

LD_{50} 的标准误：

$$S_{X50} = i \times \sqrt{\frac{\sum P - \sum P^2}{n - 1}}$$

式中 n 为每组动物数。

LD_{50} 的 95% 可信限按下式计算：

$$L_{95} = \log^{-1}(\log LD_{50} \pm 1.96 S_{X50})$$

二、小鼠戊巴比妥钠 ED_{50} 测定

1. 预实验：探索剂量范围，具体方法同 LD_{50}。

2. 实验方法（ED_{50} 测定及计算）。

每组取体重 20 g 左右的小鼠 10 只，称重，按下表中所列剂量腹腔注射戊巴纳溶液（浓度从 0.47% 至 0.15%，按等比梯度 1：0.85 配制不同药物浓度的系列药液），0.1 mL/10 g 体重（每组只做一种剂量），以翻正反射消失作为入睡指标，

121

记录用药 0.5 h 内各组出现催眠作用的鼠数。将结果填入表 2-4-8 中并收集其他七组的实验数据代入下列公式计算：

$$ED_{50} = \log^{-1}[X_m - i \times (\sum P - 0.5)]$$

其中：

X_m：最大剂量对数值。

P：动物 0.5 h 入睡率(用小数表示)。

i：大剂量与相邻小剂量比值的对数。

表 2-4-8　小鼠戊巴比妥钠睡眠 ED_{50} 的测定

剂量/(mg/kg 体重)	鼠数	30 min 内翻正反射消失鼠数
15.1	10	
17.7	10	
20.9	10	
24.5	10	
28.9	10	
34.0	10	
40.0	10	
47.0	10	

【注意事项】

给药后不要经常刺激小鼠，一般认为翻正反射消失 1 min 以上是阳性反应。

【思考题】

1. 药物 LD_{50}、ED_{50} 及治疗指数有何意义？

2. 药物剂量对药物作用有什么影响？

(张　芸)

实验三十四　水杨酸钠血浆浓度半衰期测定

【实验目的】

比色法测定水杨酸钠的血浓度,并计算其半衰期。

【实验原理】

生物半衰期($t_{1/2}$)是描述药物在体内消除的重要参数,定义为药物在生物体内消除一半所需要的时间,单位通常为小时(h)。大多数药物遵循一级消除动力学规律(恒比消除),其半衰期 $t_{1/2}$ 为恒定值。多次给药时,通常经过 4～5 个半衰期达到稳态血药浓度,因此测定半衰期 $t_{1/2}$ 具有重要的临床意义。实际中,可以通过测定药物血浆浓度,同时结合给药剂量和给药时间,计算半衰期 $t_{1/2}$ 值。本实验介绍了如何测定水杨酸钠的血浆药物浓度并计算其生物半衰期 $t_{1/2}$ 值。

水杨酸钠浓度测定原理:水杨酸钠可在酸性条件下生成水杨酸,水杨酸与三氯化铁反应生成一种紫色络合物(图 2-4-17)。因此通过测定 510 nm 处吸光度值,可计算得到水杨酸钠的浓度。

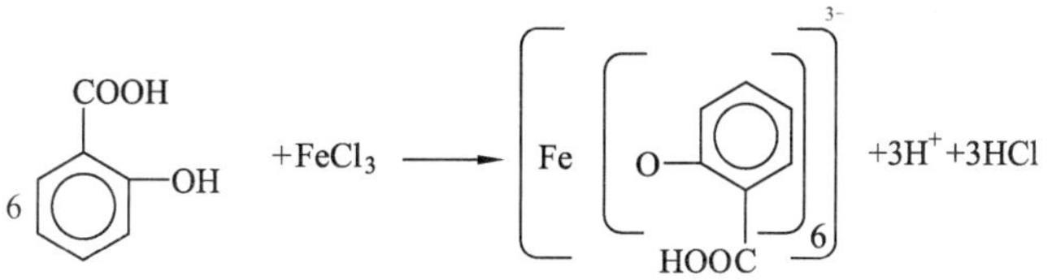

图 2-4-17　水杨酸与三氯化铁反应方程式

【实验对象】

家兔。

【实验药品与器材】

10％及 0.05％水杨酸钠溶液,10％三氯醋酸溶液,10％三氯化铁溶液,0.5％肝素溶液,20％乌拉坦溶液;试管,试管架,吸管,移液管,移液头,吸球,木夹,记号笔,玻璃棒,注射器,酒精棉球,手术器械一套,离心机,兔解剖台,722 分光光度计,比色皿,长针头,细塑料管。

【实验方法与步骤】

1. 取离心管以及试管各 5 支,分别标上 1～5 号备用,5 支离心管中各加入 10％三氯醋酸溶液(TCA)5 mL。

2. 取兔一只,称体重,从耳缘静脉注射 20％乌拉坦 5 mL/kg 体重麻醉(留针),分离出颈总动脉,颈总动脉插管备用。

3. 从耳缘静脉注射 0.5％肝素溶液 1 mL/kg 体重,5～10 min 后,自颈总动脉取血 1 mL,放入 1 号离心管,随即搅拌,然后从耳缘静脉注入 10％水杨酸钠溶液 2.5 mL/kg 体重,注射后 10 min 及 45 min 后,各取血 1 mL,分别加入 2、3 号离心管,搅拌,4、5 号离心管分别加入蒸馏水和 0.05％水杨酸钠溶液各 1 mL。

4. 取上述离心管进行离心(1 500 r/min,5 min),准确吸取上清液 3 mL 至相应号的试管中,加入 10％的三氯化铁 0.3 mL,摇匀后即显色。

5. 用 722 型分光光度计 510 nm 波长比色,以 4 号管调零,读出 5 号管光密度,再以 1 号管调零,读出 2、3 号管的光密度 x_1,x_2。

6. 计算。

(1) 根据水杨酸钠浓度(y)与光密度(x)计算常数:$k = y/x$。

(2) 求水杨酸钠中的血浓度:

给药后 10 min 浓度 $y_1 = kx_1$;

给药后 45 min 浓度 $y_2 = kx_2$。

(3) 根据下列公式求出半衰期 $t_{1/2}$:
$$t_{1/2} = 0.301 \times (t_2 - t_1)/(\log y_1 - \log y_2)$$

【注意事项】

1. 将血样加入各管 TCA 中后,应立即振荡,以防止发生凝固。

2. 颈总动脉放血前应注意放掉插管内残存的血。

3. 较理想的取血方法是在耳缘静脉注射的对侧耳进行取血。

【思考题】

一级消除动力学和零级消除动力学的特点是什么?

(张 芸)

实验三十五 药物的相互作用

【实验目的】

认识药物相互作用的协同和拮抗作用。

【实验原理】

两个或者两个以上药物同时或先后次序应用时,往往在药效学或药动学上发生相互作用,导致药物的药理效应或毒性发生变化。

【实验对象】

小鼠 5 只(体重 18~22 g,雌雄不限)。

【实验药品与器材】

0.1%地西泮溶液,0.2%戊巴比妥溶液,0.04%二甲弗林(回苏灵)溶液;1 mL 注射器、鼠笼、天平。

【实验方法与步骤】

1. 取性别相同、体重相近的小鼠 5 只,称重编号后,按以下方法给药:

(1) 甲鼠腹腔注射 0.1%地西泮溶液 0.1 mg/10 g 体重(0.1 mL/10 g 体重)。

(2) 乙鼠皮下注射 0.2%戊巴比妥钠溶液 0.4 mg/10 g 体重(0.2 mL/10 g 体重)。

(3) 丙鼠先腹腔注射 0.1%地西泮溶液 0.1mg/10 g 体重(0.1 mL/10 g 体重),10 min 后再皮下注射 0.2%戊巴比妥钠溶液 0.4 mg/10 g 体重(0.2 mL/10 g 体重)。

(4) 丁鼠皮下注射 0.04%二甲弗林(回苏灵)溶液 0.08 mg/10 g 体重(0.2 mL/10 g 体重)。

(5) 戊鼠先腹腔注射 0.1%地西泮溶液 0.1 mg/10 g 体重(0.1 mL/10 g 体重),10 min 后再皮下注射 0.04%二甲弗林(回苏灵)溶液 0.08 mg/10 g 体重(0.2 mL/10 g 体重)。

2. 将 5 只小鼠分别置于铁丝笼中,比较各给药组小鼠的反应,将结果填入表 2-4-9 中,并进行分析。

表 2-4-9　药物的相互作用

鼠号	性别	体重/g	第一次给药		第二次给药		相互作用结果
			药名	给药后反应	药名	给药后反应	
1							
2							
3							
4							
5							

【注意事项】

注意给药的次序和剂量的准确。

【思考题】

地西泮与二甲弗林(回苏灵)、地西泮与戊巴比妥之间通过何种方式相互作用?

(张　芸)

实验三十六　肝功能损害对药物作用的影响

【实验目的】

观察肝功能损害对戊巴比妥钠作用的影响。

【实验原理】

四氯化碳是肝脏毒物,其中毒动物常作为中毒性肝炎的动物模型,用于观察肝脏功能状态对药物作用的影响以及筛选保肝药物。

【实验对象】

小鼠 4 只(体重 18~22g,雌雄不限)。

【实验药品与器材】

四氯化碳,0.3%戊巴比妥钠溶液;1 mL 注射器、鼠笼、天平。

【实验方法与步骤】

1. 取小鼠 4 只,分成两组,每组 2 只,其中一组(病理模型组)于实验前 24 h,皮下注射四氯化碳(0.05 mL/只),造成动物肝脏损伤模型。实验时病理模型组和正常组动物均腹腔注射 0.3%戊巴比妥钠溶液 45 mg/kg 体重(即 0.15 mL/10g 体重),观察两组小鼠注射戊巴比妥钠后的反应,记录各鼠翻正反射开始消失时间和恢复时间。

2. 综合全班结果,试着分析病理模型组动物与正常动物间反应差异显著性。

【注意事项】

1. 若室温在 20℃以下,应给麻醉小鼠保暖。否则会因体温下降,代谢减慢,而不易苏醒。

2. 实验结束后可将小鼠拉断颈椎处死,剖取肝脏,比较两组动物肝脏外观有何不同。四氯化碳中毒小鼠的肝脏比较大,有的充血,有的变成灰黄色,触之有滑腻感,其小叶比正常肝脏更清楚。

【思考题】

1. 肝脏功能损害对戊巴比妥钠作用产生什么样的影响? 原因为何?

2. 哪些药物易受肝脏功能的影响,在临床用药应注意些什么?

(张　芸)

实验三十七　琥珀酰胆碱作用部位的分析

【实验目的】

在不同条件下观察蟾蜍后肢肌肉的收缩反应,分析并阐明琥珀酰胆碱的作用部位。

【实验原理】

琥珀酰胆碱属于除极化型骨胳肌松弛剂,给药后,药物可以通过血流分布到作用部位而发挥骨骼肌松弛作用,其作用机制为与乙酰胆碱竞争神经肌肉接头运动终板膜上的受体产生持久除极化,从而阻断神经冲动传递而使肌肉失去收缩能力。

【实验对象】

蟾蜍。

【实验药品与器材】

0.5%琥珀酰胆碱溶液;剪刀,眼科镊,玻璃钩,蛙板,大头针或图钉,注射器,结扎线,YSD-4 型药理生理多用仪及刺激电极和导线。

【实验方法与步骤】

1. 取蟾蜍一只,用图钉将其固定在蛙板上(腹部向下)。

2. 分离两腿坐骨神经,并用线结扎右腿除坐骨神经之外的其他组织。

3. 分别刺激两下肢坐骨神经、腓肠肌,找出能引起两下肢腓肠肌收缩的最小刺激强度,刺激方式为单次,波宽为 2 ms。

4. 由胸淋巴囊注射 0.5%琥珀酰胆碱溶液 0.5 mL(2.5 mg)。

5. 5~10 min 后观察以下项目,并将结果填入表 2-4-10:

① 蟾蜍的活动情况,两下肢有无不同?

② 用已经找出的最小强度电流刺激两下肢的坐骨神经,反应有何不同?

③ 用已经找出的最小强度电流刺激两下肢的腓肠肌,反应有何不同?

表 2-4-10　蟾蜍腓肠肌兴奋阈值及收缩情况变化

	右腿(结扎)		左腿	
	N	M	N	M
给药前				
给药后				

表格说明:N 代表神经,M 代表肌肉。

【注意事项】

1. 分离坐骨神经应使用玻璃钩避免使用金属器械,避免牵拉神经。

2. 使用 YSD-4 型药理生理多用仪,刺激方式为单次,波宽 2 ms,刺激输出电压强度从 0 开始,逐渐增大。使用中应防止电极短路。

【思考题】

请详细分析:如果药物作用在坐骨神经、运动终板或直接作用于腓肠肌,产生肌肉松弛作用,在这三种情况下,通过本实验将观察到蟾蜍腓肠肌兴奋阈值及收缩情况发生什么变化。

（封　云）

实验三十八　兔有机磷农药急性中毒及解救

【实验目的】

观察家兔敌百虫中毒症状及阿托品、解磷定的解毒作用。

【实验原理】

有机磷酸酯类急性中毒原理及症状:胆碱酯酶(AChE)可以将内源性乙酰胆碱(ACh)水解为胆碱和乙酸而终止其作用。有机磷酸酯类属于难逆性抗胆碱酯酶剂,通过抑制 AChE,增加突出间隙和神经肌肉接头部位 ACh 的量,过量的 ACh 刺激胆碱受体导致反应增强。最初的中毒症状为 M 样症状:缩瞳,流涎,流汗,支气管收缩,恶心呕吐等;中度中毒症状在此基础上再加 N 样症状,最为明显的症状是肌颤等;重度中毒时中枢症状加剧,中枢先兴奋后抑制最后导致动物死亡。

有机磷酸酯类急性中毒解救原则:尽早同时反复足量使用 M 受体阻断剂阿托品和 AChE 复活剂解磷定。M 受体阻断剂可以迅速缓解 M 样症状,AChE 复活剂能够清除体内残余的游离有机磷酸酯类,也能恢复 AChE 的活性,并迅速改善 N 样中毒症状,对中枢症状也有一定改善作用,所以两种解毒药合用能取得较好疗效。

【实验对象】

家兔。

【实验药品与器材】

6.25％敌百虫溶液,0.1％硫酸阿托品溶液,2.5％ PAM；兔固定器,瞳孔测量器,5mL注射器,卫生纸,干棉球,酒精棉球。

【实验方法与步骤】

1. 取家兔1只,称重,观察并记录瞳孔大小、唾液分泌、大小便、呼吸及有无肌颤等情况。

2. 将实验室所有参与实验的小组分为甲、乙两个大组。

3. 甲组家兔耳缘静脉注射6.25％敌百虫125 mg/kg体重(2 mL/kg体重)(缓慢注射防止家兔挣扎),每间隔5 min观察上述指标有何改变。待中毒症状明显时,记录上述指标的变化,立即从耳缘静脉注入0.1％硫酸阿托品1 mL/kg体重,10 min后再次观察中毒症状有无缓解,并记录上述指标的变化。观察记录后,以2.5％ PAM 30 mg/kg体重(或者氯解磷定20 mg/kg体重),每隔15 min注射一次,共三次,记录各项指标的变化。

乙组家兔按照对甲组家兔的同样方法致其敌百虫中毒,从耳缘静脉注射2.5％ PAM 30 mg/kg体重(或者氯解磷定20 mg/kg体重),每隔15 min注射一次,共三次,记录PAM对敌百虫中毒的解救作用。从耳缘静脉注入0.1％硫酸阿托品1 mL/kg体重,10 min后再次观察中毒症状有无缓解,并记录上述指标的变化(表2-4-11)。

表2-4-11 兔有机磷酸酯类中毒解救结果

观察指标	正常	有机磷中毒	注射解磷定	注射阿托品
瞳孔				
唾液分泌				
大小便				
呼吸				
心率				
肌颤				

【注意事项】

1. 注射时从耳尖向耳根部逐渐移行,注意保护家兔的耳缘静脉,防止需要救治时无处可注射,必要时可考虑留针。

2. 注射后注意摸家兔耳根部有无肿大,防止药液积存于此而导致观察不到药效。

【思考题】

分析有机磷酸酯类急性中毒的原理和阿托品、解磷定解毒的原理。

(封　云)

实验三十九 传出神经系统药物对家兔血压的影响

【实验目的】

1. 观察乙酰胆碱、毒扁豆碱、肾上腺素、异丙肾上腺素、麻黄碱对血压的影响。

2. 了解阿托品阻断乙酰胆碱受体及酚妥拉明阻断肾上腺素受体,普萘洛尔(心得安)阻断异丙肾上腺素受体的作用。

【实验原理】

正常情况下,人和高等动物的动脉血压是相对稳定的。这种相对稳定性是通过神经和体液因素的调节而实现的。

当某些体液因素作用于分布在心血管上的胆碱受体或肾上腺素受体时,会影响心肌收缩力、心率、心脏传导系统、血管扩张与收缩和循环血量的充盈程度,从而使血压升高或降低。

本实验是应用液导系统直接测定动脉血压,即由动脉插管、乳胶管及压力换能器相互连通,其内充满抗凝液体,构成液导系统。通过密闭的液导系统传递压力,再通过压力换能器将压力变化转换为电信号,应用生物机能实验系统记录血压。

【实验对象】

家兔(1只/组)。

【实验药品与器材】

实验药品:20%乌拉坦溶液,0.5%肝素溶液,生理盐水,0.001%乙酰胆碱溶液,0.1%乙酰胆碱溶液,0.1%毒扁豆碱溶液,1%硫酸阿托品溶液,0.01%盐酸肾上腺素溶液,0.5%麻黄碱溶液,0.01%盐酸异丙肾上腺素溶液,1%酚妥拉明溶液,0.1%盐酸普萘洛尔溶液。

实验器材:兔手术器械一套,血压换能器,兔手术台,棉绳,动脉插管,动脉夹,纱布,针灸针,生物信号采集处理系统。

【实验方法与步骤】

1. 麻醉:家兔称重,以20%乌拉坦溶液 5 mL/kg 体重耳缘静脉注射(留针),待麻醉后将将其置于手术台上,取仰卧位,用棉带固定于手术台上。耳缘静脉注射0.5%肝素溶液 1 mL/kg 体重。

2. 手术:剪去颈部手术部位的毛,切开皮肤,分离肌肉,于气管旁分离出左侧颈总动脉,在其下穿 2 根线,一线结扎动脉远心端,另一线备以结扎动脉插管。以动脉夹在结扎线近心端夹住动脉血管,两端之间留有 1~2 cm 的距离(注意不能过短),在动脉夹与结扎线之间将动脉剪一小口,向心方向插入与压力换能器连接好并已充满抗凝剂的动脉插管,用线结扎固定(压力换能器应置于和心脏同一水平位固定)。然后除去动脉夹,观察有无血液渗漏现象,一旦发现插管处血液渗漏应立即用动脉夹夹闭动脉,重新结扎固定插管,必要时拔出动脉插管重新插入结扎和固定。

3. 旋转三通阀(注意已经充满肝素溶液,各连接处已经连接紧密)使插管与血压换能器相通,调整生物信号采集处理系统各有关参数,描记血压曲线。

4. 给药:按照下列顺序和剂量经耳缘静脉给药。每次给药后立即注入生理盐水 2 mL,将余药冲入静脉,观察所引起的血压变化。待血压恢复原水平或平稳以后,再给下一药物。

① 乙酰胆碱为 1:100 000,0.05 mL/kg 体重;

② 毒扁豆碱为 1:1 000,0.05 mL/kg 体重;

③ 乙酰胆碱为 1:100 000,0.05 mL/kg 体重;

④ 阿托品为 1:100,0.01 mL/kg 体重,注射宜慢,5 min 后再给下药;

⑤ 乙酰胆碱为 1:100 000,0.05 mL/kg 体重;

⑥ 乙酰胆碱为 1:1 000,0.1 mL/kg 体重;

⑦ 盐酸肾上腺素为 1:10 000,0.05 mL/kg 体重,注射宜快;

⑧ 麻黄碱为 1:200,0.05 mL/kg 体重;

⑨ 盐酸异丙肾上腺素为 1:20 000,0.05 mL/kg 体重;

⑩ 酚妥拉明为 1:100,0.1 mL/kg 体重,注射宜慢;

⑪ 肾上腺素为 1:10 000,0.05 mL/kg 体重,注射宜快;

⑫ 普萘洛尔(心得安)为 1:1 000,0.3 mL/kg 体重,缓慢注射,注意心率;

⑬ 盐酸异丙肾上腺素为 1:20 000,0.05 mL/kg 体重。

【注意事项】

1. 实验中需要多次静脉注射,因此需要保护耳缘静脉。在麻醉时应当尽量从静脉远端开始,注射失败后稍向耳根方向移动较小距离再注射,注射完毕后留针。

2. 留针:麻醉后用动脉夹将注射针头及其周围组织夹在一起,然后用预先准备好的针灸针(尖端磨平)插入针头内。

3. 一旦施加处理因素应当及时打标记。

4. 按照上述顺序从兔耳缘静脉给药,每次注射药物后需补用 2mL 生理盐水将余药及时推入循环血管中。

5. 每次处理前应当描记一段对照曲线,效应一旦明显后应当及时除去处理因素,直至有关指标曲线恢复或基本恢复到处理前水平,方可注射下一个药物。

6. 在各项处理过程中注意连续跟踪记录。

【思考题】

观察药物导致的血压变化,并用所学药理知识解释为何产生相应变化。

(封 云)

实验四十　盐酸氯丙嗪对小鼠的降温作用

【实验目的】

盐酸氯丙嗪为常用的抗精神分裂症药,本实验观察该药对体温的作用。

【实验原理】

盐酸氯丙嗪通过抑制下丘脑体温调节中枢,使体温随着外界环境温度而变化,环境温度越低,其降温作用愈显著。

【实验对象】

小白鼠(体重 25g 以上)。

【实验药品与器材】

0.1％盐酸氯丙嗪溶液,生理盐水;体温表,1 mL 注射器,苦味酸,石蜡棉球,干棉球。

【实验方法与步骤】

1. 取 25g 小白鼠 2 只,称重,编号。

2. 将体温表用液体石蜡润湿后,插入小白鼠肛门,测量两鼠体温(36.5℃ 以上者为合格)。

3. 甲鼠腹腔注射 0.1％盐酸氯丙嗪溶液 0.1 mL/10 g 体重;乙鼠腹腔注射生理盐水0.1 mL/10 g 体重。

4. 用药后 30min 测量小白鼠体温。

5. 将结果填入表 2-4-12。比较两动物用药前后体温,观察盐酸氯丙嗪的降温作用。

表 2-4-12　用药前后体温

	体重/g	药物	用药前体温/℃	用药后体温/℃
甲鼠				
乙鼠				

【注意事项】

温度计末端涂少许液体石蜡,每次插入肛门深度应一致,测量 3 min。

【思考题】

氯丙嗪和阿司匹林对体温的影响有何不同?

（李　静）

131

实验四十一　氯丙嗪对小鼠激怒反应的影响

【实验目的】

观察氯丙嗪的安定作用。

【实验原理】

盐酸氯丙嗪通过阻断中脑-皮质和中脑-边缘系统的 D_2 受体,对中枢神经系统有较强的神经安定作用。

【实验对象】

异笼饲养的小白鼠(雄性,20 g 左右)。

【实验药品与器材】

0.75％或 0.1％的氯丙嗪溶液,生理盐水;YSD-4 型药理生理多用仪,激怒实验盒,钟罩,1 mL 注射器。

【实验方法与步骤】

1. 动物称重,做好标记,分成甲、乙两组,每组 2 只。

2. 每次取 2 只小鼠置于激怒实验盒内,通电刺激,刺激电压由低到高,直至出现激怒反应。在调节输出电压过程中,每调高一挡,刺激一次,每次持续 20 s。

3. 记录刺激小白鼠出现激怒反应所需要的电压数。

4. 给甲组两鼠腹腔注射氯丙嗪 0.1 mL/10 g 体重,乙组 2 只鼠腹腔注射同等剂量生理盐水做对照用,用药后 20 min 分别以给药前同样强度电刺激。观察甲乙两组小白鼠给药前后的反应有何不同。

【注意事项】

1. 刺激电压应从小到大,过低不引起激怒,过高可致小白鼠逃避。

2. 如每次刺激 20 s 后无激怒反应,调高一挡电压再试。

3. 注意清除激怒实验盒内动物大小便,以免影响导电。

【思考题】

氯丙嗪对中枢的药理作用有哪些?

(李　静)

实验四十二　药物的抗电惊厥作用

【实验目的】

观察苯巴比妥对抗电惊厥作用。

【实验原理】

以一强电流刺激小鼠头颅可引起全身强直性惊厥发生,苯巴比妥对中枢有较强的抑制作用,可预防强直性惊厥的发生。

【实验对象】

小白鼠。

【实验药品与器材】

0.5%苯巴比妥溶液,0.9% NaCl 溶液;YSD-4 型药理生理多用仪,注射器。

【实验方法与步骤】

1. 取 2 只小白鼠称重、编号。

2. 用生理盐水擦湿两耳之间的皮肤和下颌,以利导电。

3. 将 YSD-4 型药理生理多用仪的"刺激方式"置于"单刺激"位置,频率置于4 Hz,电压为 80 V,将后面板上开关拨向"电惊厥"一边,用导线引出交流电压,用生理盐水浸湿输出线前端的两鳄鱼夹,一只夹在小白鼠两耳间皮肤上,另一只夹在下颌皮肤上。

4. 接通 YSD-4 型药理生理多用仪电源,打开电源开关。按下"启动"钮,即可使小鼠产生典型的前腿屈曲、后腿伸直的强直惊厥;若未产生惊厥,可将电压提高到 100 V;再不出现惊厥,可将频率由 4 Hz 改为 2 Hz,否则更换小鼠。

5. 一只鼠腹腔注射 0.5%苯巴比妥钠溶液 50 mg/kg 体重,另一只鼠注射同等容量生理盐水做对照,30 min 后以给药前同样电刺激参数施予刺激。观察两鼠反应有何不同。

【注意事项】

引起惊厥的电流参数,因动物个体而异,需通过试验测得,不宜一开始就过大。

【思考题】

简述抗惊厥的药物有哪些。

(李　静)

实验四十三　尼可刹米对抗吗啡中毒的呼吸抑制

【实验目的】

观察吗啡中毒时引起的呼吸抑制现象以及尼可刹米的解救,观察尼可刹米过量时引起的惊厥以及解救。

【实验原理】

吗啡(Morphine)为阿片类生物碱,是典型的阿片受体激动剂。吗啡通过模拟内源性抗痛物质脑啡肽的作用,激动中枢神经阿片受体,阻断痛觉传导通路而产生强大的镇痛作用。同时还具有镇静、镇咳、镇吐等作用。但吗啡可抑制呼吸中枢,降低呼吸中枢对二氧化碳的敏感性,对呼吸中枢抑制程度为剂量依赖性,过大剂量可导致呼吸衰竭而死亡。

尼可刹米(Nikethamide)为中枢兴奋药,可直接兴奋延髓呼吸中枢,也可刺激颈动脉体和主动脉体化学感受器,反射性兴奋呼吸中枢,提高呼吸中枢对 CO_2 的敏感性,使呼吸加深加快,可用于对抗吗啡过量引起的呼吸抑制现象。

戊巴比妥(Pentobarbital)为巴比妥类镇静催眠药,具有较强的抗惊厥作用,临床可用于癫痫大发作和癫痫持续状态的治疗,常用于对抗中枢兴奋药的中毒和全身麻醉。

【实验对象】

家兔。

【实验药品与器材】

实验药品:20%乌拉坦溶液,1%盐酸吗啡注射液(规格为每支 10 mg/1 mL),25%尼可刹米注射液(规格为每支 0.375 g/1.5 mL),0.5%戊巴比妥钠溶液。

器材:体重计,兔固定器,兔台,线绳,手术器械(手术剪、眼科剪、眼科镊、止血钳、动脉夹、留针装置等),注射器(规格 5 mL,10 mL),呼吸换能器,棉线,"Y"形管,砂轮。

【实验方法与步骤】

1. 取家兔一只,称重,备皮,乌拉坦麻醉。

2. 颈部手术,暴露气管,做"T"形切口("T"形下端指向头部,上端指向近心端),插入"Y"形管,连接呼吸换能器,打开生物信号采集处理系统,调试正常后采集一段正常呼吸曲线。

3. 沿耳缘静脉给入1%盐酸吗啡注射液 15 mg/kg 体重,缓慢注射,密切观察并记录家兔的呼吸情况,直至出现明显呼吸抑制现象。

4. 待呼吸出现明显抑制时,及时停止推注吗啡,换用 25%尼可刹米注射液 75 mg/kg 体重进行解救,缓慢推注并密切观察呼吸抑制是否缓解。

5. 随即注射同量尼可刹米,再观察家兔的变化,待出现惊厥,立即静脉注射 0.5%戊巴比妥直至惊厥制止。

【注意事项】

1. 在本实验中,麻醉时使用的乌拉坦、给药时使用的吗啡和尼可刹米,推注都要缓慢进行,乌拉坦麻醉参考剂量为 5 mL/kg 体重,吗啡致中毒参考剂量约为 2 mL/kg 体重,尼可刹米解救参考剂量约为 2 mL/kg 体重。由于个体差异的存在,每只实验动物的实际需要量都会有所不同,所以必须在实验中密切观察,根据实际情况决定注射剂量。

2. 当家兔出现较正常呼吸浅而快的呼吸曲线,并伴随有颜面部、大腿部的肌肉颤抖、胡须抖动等现象时,可判断为惊厥,并立刻予以戊巴比妥解救。

3. 实验中的吗啡注射液为麻醉类药品,管制严格,必须谨慎使用,不得滥用,完全取药后需将注射液安瓿如数回收。

4. 实验报告中应包括 5 个时期内的呼吸曲线：正常呼吸曲线、给予吗啡后的呼吸抑制曲线、给予尼可刹米解救后的呼吸曲线、尼可刹米过量惊厥呼吸曲线和给予戊巴比妥钠解救后恢复到正常的呼吸曲线。

【思考题】

1. 吗啡可用于治疗心源性哮喘的原理是什么？

2. 除了戊巴比妥钠之外，我们还可以选用何种药物解救吗啡的呼吸抑制？

（许　潇）

实验四十四　药物的镇痛作用

【实验目的】

观察药物的镇痛作用，掌握小鼠扭体反应的实验方法。

【实验原理】

许多刺激性化学物质（如醋酸、酒石酸锑钾、缓激肽、钾离子等）以腹腔注射方式给药时，能对腹膜造成刺激，使动物产生疼痛反应。该反应可用作疼痛模型，研究疼痛生理及镇痛药物的筛选。

小鼠腹腔注射一定容积和浓度的化学物质后，由于腹膜受刺激而致小鼠出现腹部收缩内凹、躯干与后肢伸张、臀部高举等行为反应，称为扭体反应。该反应常作为疼痛的药效指标。

【实验对象】

小鼠。

【实验药品与器材】

实验药品：0.6％醋酸溶液，0.1％盐酸吗啡溶液，4％阿司匹林溶液，生理盐水。

器材：注射器（规格 1 mL），天平，记号笔。

【实验方法与步骤】

1. 取体重 18～22 g 的健康小白鼠 6 只，分别称重，编号，分成三组。

2. 甲组小鼠皮下注射 0.1％盐酸吗啡溶液 0.15 mL/10 g 体重。乙组小鼠用 4％阿司匹林混悬液 0.15 mL/10 g 体重灌胃。丙组小鼠用生理盐水 0.15 mL/10 g 体重灌胃。给药后 30 min，各鼠腹腔注射 0.6％醋酸溶液 0.1 mL/10 g 体重，观察 15 min 内有无产生扭体反应（腹部收缩内凹、躯干与后肢伸张、臀部高举）及次数。频率与程度象征疼痛程度。

【结果与处理】

收集全实验室结果，按下列公式计算药物镇痛百分率：

$$药物镇痛百分率(\%)=\frac{\begin{bmatrix}实验组无扭体\\反应动物数\end{bmatrix}-\begin{bmatrix}对照组无扭体\\反应动物数\end{bmatrix}}{对照组扭体反应动物数}\times100\%$$

【注意事项】

1. 用于致痛的醋酸溶液宜新鲜配制。

2. 室温宜恒定于20℃,过高或过低均不易发生扭体反应。

3. 一般认为给药组扭体动物数比对照组减少50%以上才能认为有镇痛作用。

【思考题】

1. 除了实验中使用的化学刺激法外,还可选用何种方法制造动物疼痛模型?

2. 试从镇痛的作用机制、作用部位、作用程度、适应证、不良反应等方面比较吗啡和阿司匹林的不同。

(许　潇)

实验四十五　心律失常及其药物治疗

【实验目的】

观察西地兰中毒导致的心律失常作用及利多卡因的治疗作用。

【实验原理】

西地兰为强心苷类正性肌力药,能加强心肌收缩力,减慢心率,可用于治疗心衰,但也可引起心律失常。

利多卡因为钠离子通道轻度阻滞剂,对除极化组织的钠通道组织作用较强,适合于强心苷类药物中毒所致的除极化型心律失常。

【实验动物】

家兔。

【实验药品与器材】

20%乌拉坦溶液,西地兰注射液,0.5%利多卡因溶液,生理盐水;注射器(规格5 mL,10 mL),动脉夹,兔台,生物信号记录系统。

【实验方法与步骤】

1. 取家兔一只,称重,从耳缘静脉缓慢注射20%乌拉坦溶液(5 mL/kg体重)并留针,待兔麻醉后,将兔固定于手术台上。

2. 仪器连接:将针型电极插入四肢皮下,按电极的不同颜色,导联分别连接四肢远段皮下:红色—右前肢,黄色—左前肢,蓝色—左后肢,黑色—右后肢。电极另一端连接生物信号采集处理系统。调整仪器参数(MedLab,参数调节:4通道,在通道右侧"通用"改为"心电图"并确定,出现心电图Ⅱ)记录正常心电图。

3. 正常心电图观察:观察并记录正常心电信号10个,观察期前收缩次数,P-P间期、R-R间期、P-R间期、Q-T间期及P波、QRS波、T波的波宽和振幅。

4. 模型复制：静脉注射西地兰 200 $\mu g/kg$ 体重，每次给药后立即注入生理盐水少许，以驱使管道中药物进入血液，记录心电图，20 min 后再注射西地兰 100 $\mu g/kg$ 体重，密切观察心电图变化和是否出现心律失常，若不出现心律失常，再以西地兰 50 $\mu g/kg$ 体重补充用药，直至出现室性心律失常为止。

5. 治疗：出现室性心律失常后，立即缓慢注射 0.5% 利多卡因 5 mg/kg 体重。若无效，隔 5 min 再给 1/2 剂量。注意观察上述心电图指标有何改变。

6. 观察 P-P 间期、R-R 间期、P-R 间期、Q-T 间期及 P 波、QRS 波、T 波的波宽和振幅。

【注意事项】

1. 西地兰致毒作用总量不得超过 350 $\mu g/kg$ 体重，否则可致心脏突然停跳。

2. 西地兰所致的心律失常，通常先是室性早搏，继之室性心动过速，若再进展可致心室颤动，最后心脏停搏，有的在出现室性早搏前可出现传导阻滞。

【思考题】

1. 西地兰的药理作用机制是什么？

2. 试分析低血钾时西地兰的作用特点。

（许　潇）

实验四十六　药物的抗凝作用

【实验目的】

比较几种药物的抗凝血作用特点，并分析各药的作用机理。

【实验原理】

肝素可通过广泛地干扰体内凝血过程，发挥强大的体内外抗凝血作用。双香豆素能竞争性地拮抗维生素 K 的作用，抑制凝血因子 II、VII、IX、X 的合成，具有缓慢而持久的体内抗凝血作用。枸橼酸钠可与血浆中的钙离子结合，形成不易解离的可溶性络合物，降低血钙浓度而呈现体外抗凝作用。

【实验对象】

家兔。

【实验药品与器材】

0.5% 肝素溶液，5% 草酸钾溶液，0.1% 华法林溶液，0.3% 和 1%$CaCl_2$ 溶液，4% 枸橼酸钠溶液，生理盐水；颈部手术器械一套，10 mL 注射器 1 支，清洁小试管 5 支、秒表、水浴装置一套、1 mL 吸管 1 支、移液器等。

【实验方法与步骤】

1. 标记试管：用小试管 4 支。用记号笔分别标记 0、1、2、3。

2. 加药：在 4 支小试管内按顺序分别加入 0.25 mL 下列药物：生理盐水，

0.1％华法林溶液,0.5％肝素溶液,4％枸橼酸钠溶液。再取大试管 1 支加入 5％草酸钾溶液 0.1 mL。

3. 取血:可采用颈总动脉放血。取家兔 1 只,耳缘静脉注射 20％乌拉坦溶液 5 mL/kg 体重麻醉,仰位固定在手术台上,颈部正中切口,分离出一侧颈总动脉,结扎远心端,近心端用动脉夹阻断血流后沿向心方向插入一细塑料管。松开动脉夹即可放血。取血 5 mL 迅速加入已加有草酸钾溶液的大试管中,轻轻倒转混匀,立即向上述 4 支小试管中各加入兔血 0.9 mL,同时加入 0.3％氯化钙溶液 0.1 mL,混匀后放入 37℃恒温水浴中,启动秒表开始计时。

4. 观察:每隔 30 s 将试管轻轻倾斜一次,以倾斜时血液不再流动时作为试管的凝血时间。如果 2、3 两管在 20 min 内不出现凝血,则再分别加入 1％氯化钙溶液 0.1 mL,混匀后依上述方法继续观察凝血时间。

汇集各组实验结果,填入表 2-4-13 中,计算各管的凝血时间均值及标准差。

表 2-4-13　药物对兔凝血时间的影响

药物	$\bar{x} \pm SD$ 凝血时间/min
生理盐水	
华法林	
肝素	
枸橼酸钠	

【注意事项】

1. 所用试管需均匀,清洁干燥。

2. 水浴温度应预先调节至 37℃左右,由取血至小试管放入恒温水浴的时间不得超过 3 min。

3. 取血方法也可采用心脏取血,应避免组织液混入,取血动作要快,以防凝血。

【思考题】

双香豆素、肝素和枸橼酸钠不同的凝血机制对于临床应用有何意义?

(郭　齐)

实验四十七　青霉素G钾与青霉素G钠快速静脉注射毒性比较

【实验目的】

比较小鼠快速静脉注射青霉素 G 钾和青霉素 G 钠的毒性,从而了解同一药物不同制剂的安全性。

【实验原理】

青霉素毒性很低,但一次静脉注射大剂量青霉素 G 钾可致动物死亡。原因是

由于在 10^6U 青霉素 G 钾中含 K^+ 65 mg(1.7 mmol),若快速静脉注射可致高血钾(正常人血钾浓度为 3.5~5.5 mmol/L)。而 10^6U 青霉素 G 钠中含钠为 39 mg(1.7 mmol),对机体无明显影响。

【实验对象】

小鼠(体重 18~22 g)。

【实验药品与器材】

实验药品:10^5U/mL 青霉素 G 钾溶液,10^5U/mL 青霉素 G 钠溶液。

实验器材:小鼠笼,小动物电子秤(或天平),0.5 mL 注射器,4 号针头,培养皿,酒精棉球,竹筒。

【实验方法与步骤】

1. 取小鼠 4 只,随机分为2组(甲、乙),称重,编号。

2. 将小鼠装入固定筒内,用酒精棉球涂擦尾部使血管充分扩张后,快速静脉注射药物。甲组小鼠尾静脉注射青霉素 G 钾盐溶液,0.1 mL/10 g 体重。乙组小鼠尾静脉注射青霉素 G 钠溶液,剂量 0.1 mL/10 g 体重。

3. 仔细观察各鼠的反应,并作详细记录。

【注意事项】

小鼠尾部静脉注射时一定要使其尾部血管充分扩张,否则不易找到其尾部静脉,从而影响药物的注射。

【思考题】

青霉素 G 钾和青霉素 G 钠快速静脉注射的作用为什么不同? 临床应用时应注意什么?

(郭 齐)

139

实验四十八　链霉素的毒性及解救

【实验目的】

观察链霉素阻断神经肌肉接头的毒性及钙离子的拮抗作用。

【实验原理】

链霉素为氨基糖苷类抗生素,其急性毒性反应为神经肌肉阻滞,出现四肢无力甚至呼吸抑制。本实验以注射过量的链霉素使小鼠产生急性毒性,观察氯化钙对抗链霉素中毒及对小鼠的保护作用。

【实验对象】

小鼠(体重 18~22 g)。

【实验药品与器材】

6.25%硫酸链霉素溶液,3%氯化钙溶液,生理盐水;鼠笼,天平,烧杯,1 mL

注射器。

【实验方法与步骤】

1. 取小鼠 4 只,称重,编号,观察正常活动情况(呼吸、肌肉紧张)。随机分为 2 组(甲乙组)。

2. 甲组小鼠一侧腹腔注射生理盐水(NS),另一侧腹腔注射硫酸链霉素,剂量均为 0.1 mL/10 g 体重;乙组小鼠一侧腹腔注射氯化钙($CaCl_2$)溶液,另一侧腹腔注射硫酸链霉素,剂量均为 0.1 mL/10 g 体重。

3. 仔细观察各鼠给药后的反应及症状(呼吸、体位),并详细记录于表 2-4-14。

表 2-4-14 链霉素阻断 N 肌肉接头的毒性及钙离子的对抗作用

鼠号	体重/g	药物	注射链霉素后的反应
1		NS	
2		NS	
3		$CaCl_2$	
4		$CaCl_2$	

【注意事项】

注意观察给药后各小鼠的表现。

【思考题】

1. 链霉素中毒有哪些表现?如何抢救?

2. 为什么氯化钙能抢救链霉素过量引起的中毒?

(郭 齐)

第五章

综合性实验

实验一 呼吸运动的调节及药物对呼吸运动的影响

【实验目的】

1. 引导及观察呼吸曲线。

2. 观察各种神经体液因素以及药物对呼吸运动的影响。

【实验设计要点】

在兔麻醉状态下利用气管插管描记呼吸运动,通过增加吸入气 CO_2 浓度,增加无效腔,切断迷走神经和使用呼吸抑制剂、呼吸兴奋剂进行实验干预,观察神经体液因素以及药物对呼吸运动的影响。

【实验对象】

健康家兔(体重 2～3 kg)。

【实验器材与药品】

1. 实验器材:生物信号采集处理系统,哺乳类动物手术器械,手术台,气管插管,长 50 cm 的橡皮管,缝合针,呼吸换能器,CO_2 球囊,纱布,线,玻璃分针等。

2. 实验药品:20％氨基甲酸乙酯(乌拉坦)溶液,3％乳酸溶液,50g/L 哌替啶溶液,10％尼可刹米溶液。

【实验步骤】

(一)手术操作

静脉注射 20％乌拉坦溶液适量以麻醉兔,将兔仰位固定于兔台上,剪去颈部的毛。在颈部分离出两侧迷走神经,埋线备用;再分离出气管,做"T"字形切口,插入气管插管。

(二)仪器连接

气管插管接呼吸换能器,然后连接至生物信号采集处理系统上。打开仪器,启动生物信号采集处理系统。

（三）实验观察项目

1. 描记正常呼吸曲线(频率,幅度)。

2. 增大解剖无效腔:气管插管连以长的橡皮管,增加呼吸无效腔,观察此时与正常呼吸时的不同。

3. 观察憋气效应:用止血钳闭塞气管插管上连接的橡皮管,观察憋气的效应。

4. 增加吸入气中CO_2:将装有CO_2的球胆管对准气管插管,打开球胆管的夹子,使一部分CO_2随着兔吸气进入气管。观察吸入一定浓度CO_2后对呼吸运动的影响。

5. 注射乳酸:用注射器由耳缘静脉较快地注入3‰乳酸溶液2 mL,观察血液中酸性物质增多的效应。

6. 观察药物对呼吸的影响:耳缘静脉注射50 g/L哌替啶溶液2~4 mL,待呼吸抑制明显时即由耳缘静脉注射10%尼可刹米2 mL(含100 mg),观察呼吸变化,并等待呼吸平稳。

7. 迷走神经切断:描记一段对照曲线后,先切断一侧迷走神经,观察呼吸运动。再切断另一侧迷走神经,呼吸频率又有何改变?

8. 迷走神经刺激:电刺激迷走神经中枢端,观察呼吸的变化。

【注意事项】

1. 气管插管时,注意防止切口出血过多,避免血液吸入肺后影响肺通气。

2. 每项实验均要有正常呼吸曲线作为前后对照。

3. CO_2气体流速不宜过急,以免直接影响呼吸运动,干扰实验结果。

4. 静脉注射乳酸时,注意不要刺穿静脉,以免乳酸外漏,引起动物躁动。

5. 静脉注射哌替啶时,速度宜先快后慢,剂量应根据呼吸抑制情况调节,一旦出现呼吸幅度下降时即停止给药。静脉注射尼可刹米时速度不宜过快,以免引起惊厥。

【思考题】

1. 缺O_2、吸入CO_2和血液中酸性物质增加对呼吸运动的影响机制有何不同?

2. 迷走神经在节律呼吸运动中起何作用?

3. 哌替啶、尼可刹米对呼吸运动有何影响?作用机制是什么?

（贾俊海）

实验二　心血管活动的神经、体液调节及药物对血压的影响

【实验目的】

1. 观察各种神经、体液因素对动脉血压的影响,加深理解心脏与血管活动的神经体液调节机制。

2. 观察拟胆碱药、抗胆碱药和拟肾上腺素药、抗肾上腺素类药物对家兔血压的影响，分析各药可能的作用机制和药物之间的相互作用。

【实验设计要点】

在兔麻醉状态下利用颈总动脉插管记录动脉血压，通过刺激迷走神经、静脉注射神经递质、改变体液因素以及运用临床心血管药物，观察神经体液因素以及心血管药物对动脉血压的影响。

【实验对象】

家兔。

【实验器材与药品】

1. 实验器材：生物信号采集处理系统，压力换能器，塑料动脉插管，哺乳类动物手术器械，手术台，缝合针，纱布，线，玻璃分针等。

2. 实验药品：20％氨基甲酸乙酯溶液，5％肝素，去甲肾上腺素溶液（1∶10 000），乙酰胆碱溶液（1∶10 000），肾上腺素溶液（1∶10 000），异丙肾上腺素溶液（1∶10 000），乙酰胆碱溶液（1∶1 000），毒扁豆碱溶液（1∶1 000），普萘洛尔（心得安）溶液（1∶1 000），阿托品溶液（1∶100），麻黄碱溶液（1∶200），酚妥拉明溶液（1∶100）。

【实验步骤】

1. 称重、麻醉、固定：20％氨基甲酸乙酯5 mL/kg体重（理论估计值）由耳缘静脉缓慢注入，观察麻醉指征。仰位固定。

2. 颈部手术：颈部剪毛，分离右侧颈部迷走神经、减压神经，分离左侧颈总动脉。颈总动脉插管：颈总动脉分离4 cm以上，下穿两条棉线供插动脉套管时使用。在左颈总动脉的近心端夹以动脉夹，然后距3 cm结扎其远心端。将压力换能器和通过三通阀与换能器相连的动脉插管内注入肝素溶液并排尽气泡。在结扎的内侧用剪刀做一斜向心脏的切口，向心插入准备好的动脉插管，用棉线缚紧，再固定在侧管上以免滑脱。

3. 仪器连接：将连接动脉插管的压力换能器连至生物信号采集处理系统上。打开仪器，启动生物信号采集处理系统。

4. 观察项目。

（1）描记正常血压曲线。

（2）用动脉夹夹闭右侧颈总动脉5～10 s。

（3）电刺激右侧减压神经，观察。

（4）结扎右侧迷走神经，并剪断，观察。

（5）电刺激右侧迷走神经外周端，观察。

（6）按照下列顺序和剂量经耳缘静脉给药：乙酰胆碱溶液，0.05 mL/kg体重；毒扁豆碱溶液，0.05 mL/kg体重；乙酰胆碱溶液，0.05 mL/kg体重；阿托品溶液，0.01 mL/kg体重；乙酰胆碱溶液，0.05 mL/kg体重；乙酰胆碱溶液，0.1 mL/kg体重；肾上腺素溶液，0.05 mL/kg体重；麻黄碱溶液，0.05 mL/kg体重；异丙肾上腺素溶液,0.05 mL/kg 体重;酚妥拉明溶液,0.1 mL/kg 体重;肾上腺素溶液,0.05 mL/kg 体重;普萘洛尔(心得安)溶液,0.3 mL/kg 体重;异丙肾上腺素溶液,0.05 mL/kg 体重。观察血压变化。

【注意事项】

1. 一项实验完成后,须待血压基本恢复后再进行下一项实验。

2. 随时注意动脉插管的位置,特别是动物挣扎时,避免扭转插管阻塞血流。

3. 随时注意动物麻醉的深度,若实验时间过长,动物经常挣扎,可补注少量麻醉剂。

4. 刺激神经之前,应先检查是否有刺激电流输出。

5. 神经需刺激时才拉出,不要一直由保护电极勾住,防止神经干燥。

6. 每次注射药液后用 1~2 mL 生理盐水将药液冲入血管。观察完一个药物作用后,待血压稳定后给予下一个药物。

【思考题】

1. 分析每一实验观察项目引起血压变化的机制。

2. 通过本实验掌握了哪些基本操作方法?

(贾俊海)

实验三　生理、病理因素及药物对家兔泌尿功能的影响

【实验目的】

1. 学习输尿管或膀胱插管、颈总动脉插管的操作方法。

2. 观察影响尿生成和血压的因素,观察血压变化与尿量之间的关系。

3. 用酚红排泄实验检测肾小管的分泌和排泄功能。

4. 观察利尿药、垂体后叶素对尿量和血压的影响。

【实验设计要点】

在兔麻醉状态下利用输尿管或膀胱插管记录尿生成速度,同步记录颈总动脉血压,通过刺激迷走神经、静脉注射去甲肾上腺素溶液、垂体后叶素和利尿药,观察生理、病理因素及药物对家兔泌尿功能的影响。

【实验对象】

健康家兔(体重 1.5~2.5 kg)。

【实验器材与药品】

1. 实验器材:生物信号采集处理系统,哺乳类动物手术器械,压力换能器,受滴器,动脉夹,动脉插管,输尿管插管或膀胱插管,培养皿,保护电极,尿糖定性试纸,输液器,铁架台。

2. 实验药品:20%氨基甲酸乙酯溶液,肝素溶液,0.01%去甲肾上腺素溶液,

呋塞米注射液,垂体后叶素注射液,25％葡萄糖溶液,0.9％氯化钠溶液,酚红注射液。

【实验步骤】

（一）手术操作

1. 称重、麻醉、固定:将兔称重后,自耳缘静脉缓慢注入 20％氨基甲酸乙酯溶液（5 mL/kg 体重）,待动物麻醉后仰卧位固定于兔手术台上,剪去颈部和下腹部手术野的毛。

2. 颈部手术——分离右侧迷走神经,左侧颈总动脉插管:在颈部正中切开皮肤 6～7 cm,分离皮下组织及肌肉,暴露出气管。在气管的两边分别分离出左颈总动脉和右迷走神经,在其下穿线备用。按颈动脉插管方法将充满肝素和生理盐水的动脉插管插入左颈总动脉,动脉插管的另一端经血压换能器连接于生物信号采集处理系统的某一通道上,用于观察动脉血压的变化。手术完毕后用温热的生理盐水纱布覆盖创面。

3. 下腹部手术——输尿管或膀胱插管:在下腹部正中线脐下方做一长 3～4 cm的皮肤切口,其下端直达耻骨联合。分离皮下组织并沿腹白线切开腹壁。将膀胱翻出腹外,辨认清楚输尿管,向肾侧仔细地分离两侧输尿管 2～3 cm,在其下方穿一条线,分离输尿管并插入输尿管插管,将插管游离端对准受滴器。也可进行膀胱插管法导尿:将膀胱上翻,用线结扎膀胱颈部以阻断它同尿道的通路;然后在膀胱顶部选血管较少处,做一环形的荷包缝合,缝合线两端要足够长,暂不结扎;在荷包缝合的中央剪一纵行小切口,插入膀胱漏斗,然后用荷包缝合线将切口边缘固定于膀胱漏斗的凹槽上,膀胱漏斗的延伸管与引流导管相连。动物所产生的尿液经膀胱漏斗、引流导管流出后直接观察。手术完毕用温热的生理盐水纱布覆盖腹部创口。插管另一端连接至受滴器。

（二）仪器连接

将连接动脉插管的压力换能器连至生物信号采集处理系统通道上。打开仪器,启动生物信号采集处理系统。

（三）实验观察项目

1. 正常血压和尿量,正常尿液颜色。

2. 耳缘静脉注射 25％葡萄糖溶液 10 mL,观察血压和尿量变化,并在注药前后做尿糖定性实验。

3. 耳缘静脉注射浓度为 $1/10^4$ 的去甲肾上腺素溶液 0.3 mL,观察血压和尿量变化。

4. 耳缘静脉注射酚红溶液 1 mL,记录尿液变成红颜色的时间。

5. 耳缘静脉注射呋塞米溶液 1 mL,观察血压和尿量变化。

6. 结扎并剪断右侧迷走神经,电刺激迷走神经外周端,观察血压和尿量变化。

7. 耳缘静脉注射垂体后叶素3U,观察血压和尿量变化。

145

【注意事项】

1. 实验前应给兔子多喂青菜,或在麻醉后立即给动物进行适量的输液,以增加其基础尿流量。

2. 实验中需多次静脉注射,应注意保护兔的耳缘静脉。注射时,先从末梢端开始,逐渐向耳根端移近;或选用小儿头皮针刺入耳缘静脉,用胶布固定,用生理盐水维持使形成一静脉通路以便于多次注射使用。

3. 各项实验的安排顺序是:在尿量增多的基础上进行减少尿生成的实验,在尿量少的基础上进行促进尿生成的实验。

【思考题】

1. 大量饮水、静脉注射生理盐水和高渗葡萄糖所引起的多尿,其机制有何不同,为什么?

2. 静脉注射垂体后叶素后,尿量常常会出现先多后少的现象,如何解释?

3. 静脉注射呋塞米后,尿量增加的机制是什么?

(贾俊海)

实验四　体液因素及药物对呼吸、血压和泌尿功能的影响

【实验目的】

1. 学习测定呼吸运动的实验方法。

2. 学习动脉血压的直接测量方法。

3. 学习输尿管插管或膀胱插管技术。

4. 观察体液因素及药物对呼吸运动、动脉血压及尿生成的影响。

【实验设计要点】

在兔麻醉状态下利用气管插管描记呼吸运动,利用颈总动脉插管记录动脉血压,利用输尿管或膀胱插管记录尿生成速度,通过静脉注射去甲肾上腺素溶液、乙酰胆碱溶液、肾上腺素溶液、阿托品溶液、呋塞米注射液、垂体后叶素注射液、25%葡萄糖溶液和生理盐水等进行实验干预。观察各种体液因素及药物对呼吸运动、动脉血压及尿量的影响。

【实验对象】

家兔。

【实验器材与药品】

1. 实验器材:动物手术器械,手术台,生物信号采集处理系统,气管插管,呼吸换能器,压力换能器,塑料动脉插管,动脉夹,输尿管插管或膀胱插管,受滴器等。

2. 实验药品:20%氨基甲酸乙酯溶液,3%乳酸溶液,去甲肾上腺素溶液(1:10 000),5%肝素溶液,乙酰胆碱溶液(1:10 000),肾上腺素溶液(1:10 000),呋

塞米注射液,垂体后叶素注射液,50％葡萄糖溶液,0.9％氯化钠溶液。

【实验步骤】

1. 称重、麻醉、固定:

20％氨基甲酸乙酯溶液 5 mL/kg 体重(理论估计值)由耳缘静脉缓慢注入,观察麻醉指征。仰位固定。

2. 颈部手术:

(1) 剪毛,气管插管。

(2) 左侧颈总动脉插管。

(3) 输尿管或膀胱插管。

3. 连接实验仪器装置,启动生物信号系统。

4. 观察项目:

(1) 记录正常呼吸运动、动脉血压和基础尿量。

(2) 耳缘静脉注射生理盐水 20 mL,观察记录呼吸运动、动脉血压和尿量变化。

(3) 耳缘静脉注射肾上腺素溶液 0.5 mL,观察记录呼吸运动、动脉血压和尿量变化。

(4) 耳缘静脉注射去甲肾上腺素溶液 0.5 mL,记录呼吸运动、动脉血压和尿量变化。

(5) 耳缘静脉注射 50％葡萄糖溶液 5 mL,记录呼吸运动、动脉血压和尿量变化。

(6) 耳缘静脉注射垂体后叶素注射液 2 U,记录呼吸运动、动脉血压和尿量变化。

(7) 耳缘静脉注射呋塞米溶液 5 mg/kg 体重,记录呼吸运动、动脉血压和尿量变化。

(8) 耳缘静脉注射乙酰胆碱溶液 0.3 mL,记录呼吸运动、动脉血压和尿量变化。

(9) 耳缘静脉注射乳酸溶液 2 mL,记录呼吸运动、动脉血压和尿量变化。

【注意事项】

1. 气管插管时,应注意止血,并将气管分泌物清理干净。

2. 其他注意事项可参见本章实验二和本章实验三。

【思考题】

1. 观察各种因素对实验指标的影响,分析上述实验结果产生的原因。

2. 哪些因素对呼吸运动、动脉血压及尿量均有影响? 哪些因素主要对尿量有影响? 哪些因素主要对呼吸有影响?

(贾俊海)

实验五　血液凝固及其机能干预

【实验目的】

观察血液凝固的影响因素及抗凝剂的作用。

【实验设计要点】

在兔麻醉后取血,通过在血液中加入外源性组织因子、改变温度、提供粗糙面以及加入抗凝剂干预,观察影响血液凝固的因素及抗凝剂的作用。

【实验对象】

家兔。

【实验器材与药品】

1. 实验器材:干燥洁净带粗针头的 10 mL 注射器,小烧杯,带橡皮刷的玻棒或竹签(或小号试管刷),清洁小试管,秒表,水浴装置,冰块,棉花,液状石蜡,0.5 mL 吸管,滴管,刻度离心管,离心机,富血小板血浆,少血小板血浆。

2. 实验药品:肝素溶液,5％草酸钾溶液,0.1％华法林溶液,0.3％和1％ $CaCl_2$溶液,4％枸橼酸钠溶液,肺浸液或兔脑粉悬浊液,凝血酶溶液,生理盐水。

【实验步骤】

1. 家兔麻醉,仰卧固定,分离一侧颈总动或股动脉,取血备用。

2. 按表 2-5-1 准备实验。在一支大试管中加入 5％草酸钾 0.1 mL。

表 2-5-1　影响血凝的理化因素

实　验　条　件		凝血时间
1. 空试管、室温 2. 加棉花少许、室温 3. 用液状石蜡润滑试管表面、室温 4. 试管置于 37℃ 水浴槽中 5. 试管置于冰浴槽中 6. 加肝素 8U(加血后摇匀、室温) 7. 加草酸钾 1~2mg(加血后摇匀、室温) 8. 加肺浸液或兔脑粉悬浊液、室温 9. 生理盐水(1 mL)	各管加入新鲜血液各 1 mL 左右	
10. 生理盐水(0.25 mL) 11. 0.1％华法林溶液(0.25 mL) 12. 0.5％肝素溶液(0.25 mL) 13. 4％枸橼酸钠溶液(0.25 mL)	各管加入抗凝血(0.9 mL) ＋ 0.3％ $CaCl_2$ 溶液(0.1 mL)	

3. 颈部手术,分离一侧颈总动脉。

4. 颈总动脉内插管,放血:1~9 号各管内放入血液 1 mL 左右。一旦血液进入试管应当立即计时。每 15 s 倾斜一次，观察是否开始凝血。血液凝固时呈现凝胶状不再流动。

5．在草酸钾试管中放血 5 mL，摇匀，制成抗凝血。

6．剩余血放入小烧杯中，用牙签不断搅动，去除纤维蛋白。

7．在 10～13 号试管中分别加入抗凝血（0.9 mL）和 0.3% $CaCl_2$ 溶液（0.1 mL）。混匀后立即置于 37℃ 水浴中，同时计时。每隔 15 s 倾斜一次，观察是否开始凝血。20 min 内如果未发生血液凝固，则分别加入 1% $CaCl_2$ 溶液（0.1 mL），继续观察。

【注意事项】

1．采血的过程尽量要快，以减少计时的误差。

2．判断凝血的标准要一致。

3．每支试管的口径大小及采血量要相对一致，不可相差过大。

【思考题】

1．肝素和草酸钾皆能抗凝，其机制一样吗？为什么？

2．如何加速或延缓血液凝固？试阐明机制。

3．如何分析上述因素影响血液凝固的机制？

（贾俊海）

第 六 章

设计性实验

设计性实验是指实验不是由教师具体准备和安排,而是由学生根据教师给定的实验目的和要求,或者由学生在自身知识结构基础上,通过查阅文献资料自行设计实验方案并独立完成的实验。整个实验过程,从实验选题、实验内容、实验方法和材料的选择、实验进行、实验数据的采集和处理、实验论文的撰写等环节虽然有教师指导,但都是由学生独立完成的,真正体现了设计性实验的自主性、设计性和创新性。

(车力龙)

第一节 设计性实验的目的

开展设计性实验的目的是使学生在经过前期验证性实验和综合性实验训练的基础上,即在学生已掌握机能学实验基本方法和主要仪器、设备使用方法的基础上,为培养学生独立设计实验、独立开展实验和解决实际问题的能力,培养学生的创新意识和创新能力而开展的。

(车力龙)

第二节 开展设计性实验需具备的条件

1. 教学大纲和教学计划中有明确的规定和安排。
2. 实验教学中心有统一的领导和协调机构。
3. 具备对学生开放的实验室和科研基地。
4. 高水平指导教师队伍。
5. 高素质实验技术人员队伍。
6. 学生有充足的时间保证。
7. 学生的兴趣和需要。

8. 科学的评价方式。

（车力龙）

第三节 设计性实验的选题

选题又称立题,是根据选题的原则,遵循选题的程序,确定具体研究问题的过程。选题是开展设计性实验最基础、最重要的一个环节。在选题时要遵循以下几个基本原则:

（一）创新性原则

创新是科学研究的灵魂,也是开展设计性实验的初衷之一。选题的创新性来源于:① 所选的课题是前人尚未涉足的;② 以往虽有人开展过相关研究,但现在提出了新问题、新的实验依据或新的理论,使该研究课题有了新的发展、补充或修正;③ 国内外虽已有人做过相关研究,但随着其他学科研究手段和研究技术的发展,可以用新的方法和技术对某方面课题开展新的研究。因此,充分地查阅某一领域及相关学科专业文献,掌握国内外的研究动态,对确保选题的创新性是十分重要的。对大学生而言,由于受到自身知识结构和水平、能够开展的实验时间和实验条件等的限制,故在选题时要紧扣自己所学知识,主要查阅机能学相关学科领域的文献资料,提出新的见解、新的思路或在相关研究方法上有所改进。选题范围不宜过宽,研究深度不宜过大,对创新性的要求也不宜过高。

（二）科学性原则

选题成败与否,主要取决于选题的科学性。所谓科学性原则,就是所选课题一定要以客观事实和现有的研究结果为依据,选题要符合客观规律。违背了事物发展的客观规律,所选课题就会脱离实际,就不能实事求是,也就不会有科学性。

选题必须有依据,其中包括前人的经验总结和个人研究工作的积累,这是选题的基础。对大学生而言,选题主要是通过查阅文献,在前人研究的基础上确定自己的设计性实验课题。选题思路要清晰,有一定研究深度,研究内容应尽可能具体、明确,切忌大而全、大而空。选题的科学性还包括实验设计必须符合逻辑性,整个实验研究所用的方法、技术、进度、具体安排都能做到科学安排,做到人、财、物合理落实、运用。

（三）可行性原则

可行性是指研究课题的主要技术指标实现的可能性。主要考虑以下几个方面:

（1）研究对象是否满足研究的需要。例如,选择的研究动物是否满足实验要求。

（2）主要的仪器设备条件、经费是否可以支撑研究。所在学校开放实验室和研究基地是否具备所选课题所需的实验仪器设备,实验所用的试剂、药品是否属于管制化学品,可不可以购买到,实验总消耗是否超出设计性实验所能承受的经费要求,

151

等等。

(3) 所采用的研究方法是否可行。

(4) 研究小组成员的知识结构及相互之间的配合程度是否符合要求。

（四）价值性原则

选题既要考虑研究的学术价值,也要考虑有一定的经济效益和社会效益。

（车力龙）

第四节　实验设计的基本要素

科学合理的实验设计是设计性实验成功的基础。实验设计的基本要素包括实验对象、实验因素和实验效应三个方面。

（一）实验对象

实验对象就是实验所用的材料。例如,用家兔测动脉血压,家兔就是本次实验的实验对象,或称为受试对象。机能学实验常用实验对象包括人体和实验动物。常用的实验动物有家兔、小鼠、大鼠、蟾蜍、豚鼠等。选择合适的实验对象不仅关系到实验的成败和实验实施的难易程度,而且也直接影响实验的科学性和创新性。应根据不同的实验要求选择不同的实验对象。一个完整的实验设计中所需实验材料的总数称为样本含量。样本含量过大或过小都有弊端,最好根据特定的设计类型预先估算出较合适的样本含量。具体选择实验动物类型和样本含量的方法请参考实验动物学和医学统计学相关资料。

（二）实验因素

所有影响实验结果的条件都称为影响因素。影响因素有主观与客观、主要与次要之分。研究者通过统计学实验设计原理有计划地安排实验,从而科学地考察其作用大小的因素称为实验因素或称为处理因素(如药物的种类、剂量、浓度、作用时间等);对评价实验因素作用有一定干扰但研究者并不想考察其作用大小的因素称为区组因素或重要的非实验因素或非处理因素(如动物的窝别、体重等);其他未加控制的许多因素的综合作用统称为实验误差。同一个因素在这个实验是非处理因素,而在另一个实验中就可能成为处理因素。例如,动物体重在有的实验中是非处理因素,但在有关动物生长实验中可能就是被考察的实验因素。所以,最好参考相关文献资料,并通过一些预实验,初步筛选实验因素,并确定实验精确度,以免实验设计过于复杂,实验难以完成。

（三）实验效应

实验效应是处理因素作用于受试对象的反应和结果。实验效应是反映实验因素作用强弱的标志,它必须通过具体的指标(统计学常将指标称为变量)来体现。如果指标选择不当,未能准确反映处理因素的作用,获得的研究结果就缺乏科学性。因此,选择好观察指标是关系整个实验设计成败的重要环节。要结合专业知识,尽可能多地选用客观性强的指标,在仪器和试剂允许的条件下,应尽可能多选用特异性强、灵敏度高、准确可靠的客观指标。

(车力龙)

第五节　实验设计的基本原则

机能学实验设计必须遵循实验设计的几个基本原则。

(一) 对照原则

对照即对比。在设立实验组的同时必须设立对照组进行比较和鉴别。设立对照的意义在于:第一,鉴别处理因素与非处理因素之间的差异,从而确认处理因素在实验中的真实效应。只有通过对照比较,处理因素效应的大小才能显现出来。第二,减少或消除实验误差。合理均衡的对照可使实验组与对照组的非处理因素基本处于相同状态,使组间的基线特征具有可比性,从而减少或消除实验误差。

常见的对照形式有:

(1) 空白对照。也称正常对照,指对受试对象在不给任何处理或干预措施的"空白"条件下进行观察的对照。

(2) 安慰剂对照。安慰剂是指形状、颜色、气味等外观与受试药物相同但无药理活性的物质,在临床研究中用来代替受试药物,以排除精神心理等非药物因素的影响。

(3) 自身对照。指对照与处理均在同一受试对象上进行,如服药前后的对照,手术前后的对照等。

(4) 标准对照。指不设立对照组,实验结果与标准值或正常值进行对照。例如,血压测量值与血压值正常范围进行对照,药物疗效观察与典型药物具有的疗效有何差异等。

(5) 实验对照。又称假手术组对照,即不对对照组受试对象施加处理因素,但施加某种与处理因素有关的实验因素。

(6) 相互对照。也称组间对照。指几个实验或处理方法之间进行对照。例如,用于治疗某种疾病的几种药物治疗效果的时效和量效的比较,则给药组间即互为对照。

(二) 均衡原则

在医学实验中,不仅要求有对照,而且要遵循均衡原则(齐同、等比)。所谓均衡,就是在相互比较的各组之间(实验组与对照组间、实验组与实验组间)除了处理因素不同之外,其他非处理因素应该完全一致或基本一致。只有对照,没有均衡,就失去了比较的意义。在机能学动物实验中,往往要求各组间动物的数量、种系、性别、年龄、体重等尽量一致,实验仪器、药品、时间等其他方面也应一致,这样才能有效减少实验误差。

(三)随机原则

随机是指在实验过程中,实验对象的分组和实验顺序的确定都是随意的,每个实验对象接受实验处理的机会是均等的。遵循随机原则是提高组间均衡性的一个重要手段。通过随机化处理,一方面可使抽取的样本能够代表总体,减少抽样误差;另一方面使各组样本的条件尽量一致,消除或减少组间人为的差异,从而使处理因素产生的效应更加客观,便于得出正确的实验结果与结论。随机化的方法很多,最常用的是随机数字表法和随机排列表法,具体可参阅医学统计学相关内容。

(四)可重复原则

可重复是指在相同的条件下原来得到的实验结果应该能够重复出来。由于实验动物的不同批次及个体间存在差异等原因,一次实验结果往往不够可靠,往往需要再次甚至多次重复实验方能证明结果的可靠。因此,可重复是保证科研结果稳定、科研结论可靠的重要原则。但实验重复的次数并不是越多越好:一方面,样本数量越大,则抽样误差越小,样本越能代表总体;但另一方面,样本数量太大或实验次数太多,不仅会增加实验条件控制的难度,也会造成不必要的浪费。因此,必须预先估算重复实验的次数。实验需要重复的次数取决于实验对象的性质、实验内容及实验数据分布和变化的特征。不同设计性实验样本数量的估算方法请参考医学统计学相关内容。

(车力龙)

第六节　设计性实验的程序

机能学设计性实验从开始动员到最终完成一般安排在一至两个学期内进行,整个过程包括组织和动员,选题和设计,实验准备和预实验,正式实验研究,数据收集、整理和分析以及实验论文撰写和答辩等阶段。

(一)组织动员阶段

在开展设计性实验之初,由实验教学中心主管实验教学工作的主讲教师做有关设计性实验的专题讲座,让学生了解开展设计性实验的目的和意义、设计性实验的基本程序和要求等相关内容,然后根据实验教学和科研条件及学生兴趣组织设计性实验研究小组,每个小组人数一般控制为 4～6 人,由学生自由组合报实验教学中心备案。每个研究小组自行联系指导教师,通过双向选择方式确定每个小组的指导教师。

（二）选题和设计阶段

每个研究小组根据自己掌握的生理学、病理生理学、药理学及医学其他相关学科的知识选择自己感兴趣的研究内容,利用各种文献检索工具查阅相关文献资料,了解该领域的研究现状及发展趋势,知道自己感兴趣的领域哪些问题已经基本解决,哪些问题还不是十分清楚或完全不清楚,前人提出了哪些假说,这些假说还存在哪些争议,等等;然后根据实验室现有研究条件,在指导教师的指导下确定本小组研究课题和研究方法。

（三）准备实验阶段

每个研究小组根据所选研究方法和技术路线确定实验所需材料,向实验教学中心提交所需仪器设备、试剂、药品、低值易耗品等的详细清单,领取实验材料,获得仪器设备使用许可。

（四）预实验阶段

实验设计是主观性的,在设计阶段难免有某个环节被疏忽或没有充分考虑到。如果不进行预实验而直接开始正式实验,有可能影响正式实验效果甚至使实验归于失败,从而造成前期大量准备工作的徒劳,造成极大的人力物力浪费。因此,预实验的重要性在某种程度上并不亚于正式实验,要像重视正式实验一样重视预实验,并且像正式实验一样严格要求和规范化操作。

预实验之所以如此重要,是因为其具有以下几方面作用:

（1）检验实验设计方案的合理性和科学性。通过预实验可以检验实验方案设计过程中被忽视或遗漏的方面,对设计不合理之处做必要的调整和补充。

（2）检验实验设计方案的可行性。不是所有实验设计方案一开始就一定可行,需要在预实验中检验。

（3）熟练掌握实验操作方法和操作流程。实验操作的关键是要将实验误差减小到最低限度。这就要求实验操作者要能熟练和稳定地进行实验操作,否则实验先后获得的数据之间可能出现较大的误差,这样的实验结果可信度和可靠性值得怀疑。

（五）正式实验和实验数据的收集

设计性实验过程中观察、测量得到的数值一般称为数据。正式实验的目的就是要通过实验操作过程获得本研究小组设计课题的实验数据。

（1）数据收集的主要途径。

机能学设计性实验数据主要来自研究者的观察和测量获得的原始记录数据,如测定大鼠血压得到的血压数值,测定豚鼠心电图得到的心电图相关数值等,也有部分数据可来自查阅的文献资料。

（2）培养数据收集能力。

学生在开展设计性实验前的实验设计阶段就应该清楚本次实验要收集哪些实验数据,每种实验数据用什么方法进行收集,收集过程中哪些环节最容易出现问

题,从而加以充分注意。要做好这一步,需要注意以下几点:

① 在实验设计阶段就要充分地查阅文献资料,研究和比对前人的研究方法,并从中找出本实验研究方法和技术要求。通过与指导教师的交流和讨论,确定自己要收集的实验数据类型和方法。

② 做好充分的实验准备是保证实验顺利进行的第一步,从预实验开始就要认真进行。无论是实验所需的手术器械、试剂、药品、低值易耗品和实验动物,还是实验所用溶液的配制和仪器设备的预热和调试,都必须提前认真准备。如果实验准备不充分,绝不轻易开始实验。

③ 细节决定成败。实验操作过程中的每一个细节都可能影响实验结果的准确性和可靠性。因此,要严格规范实验过程每个细节,并且实验操作人员要以良好的精神状态投入实验。实验过程中始终要精力集中,不得马虎,更不能边做边聊天或想着其他的事情。

④ 注意观察实验过程中发生的每一种现象,有时很细微的变化可能更重要。例如,有人在研究狗胰腺的消化功能时,手术切除胰腺之后发现这只狗的尿招来了成群的苍蝇,经分析后发现了尿糖。正是这一发现,使人们认识了糖尿病和后来用胰岛素控制糖尿病的方法,无数的糖尿病患者的生命因此得到了拯救。

(3) 实验数据的记录。

应当认真记录每一步操作和每一个实验数据,保存好每一份实验记录资料,这些资料或数据都将进入实验档案并作为实验数据整理和分析的基础。纸质资料最好用记录本及时记录,单张纸质资料最好及时装订成册,以免遗失。数据不能写在草稿纸上,记录本要认真保存,不能随便乱放。如果用仪器记录了曲线或图像,还应当及时打印出来,贴到记录本中并做好有关标记。电子资料要及时存盘并备份。要详细记录实验的日期、动物的体重、性别、麻醉药以及所用药物的注射量、操作过程及有关参数、实验观察到的现象等。在发现某些实验结果比较特殊(如过大或过小)时可根据记录资料对结果特殊的原因加以分析和判断,有依据地对资料进行取舍。需要并且能够重复的实验要及时重复实验,以补齐所需实验数据。

(六) 实验数据的统计分析和处理

设计性实验得到的数据要经过规范的数据处理和统计分析,才能得到可靠的结论,发现某种规律性的特点,提出自己独到的见解,最后写出实验研究报告或研究论文。选择适当的统计分析方法可以最大限度地发现和量化处理因素的作用。

机能学设计性实验常用统计分析方法有:

(1) 单组资料的分析。

单组数据如果呈正态分布,则采用单样本 t 检验(One-Sample Test);如果呈非正态分布,则可以采用非参数统计方法 Wilcoxon 符号等级检验(Wilcoxon Signed-Rank Test)。

(2) 两组资料的分析。

两组数据之间比较,如果是定量数据,且数据呈正态分布,则选择两样本 t 检验(Two-Sample Test);如果定量数据呈非正态分布,则选择 Wilcoxon 等级和检验(Wileoxon Rank Sum Test)。如果是分类数据,则通常采用卡方检验(Chi-Square Test)。

（3）三组或三组以上资料的分析。

三组及三组以上数据比较,如果数据为定量资料且呈正态分布,则采用单因素方差分析(One way ANOVA);如果呈非正态分布,则选择 Kruskal-Wallis 检验(Kruskal-Wallis Test)。如果是分类数据,多分类无序数据采用卡方检验(Chi-Square Test)或 Fish's 精确概率法;多分类有序数据可采用 Cochran-Mantel-Haenszel 检验(Cochran-Mantel-Haenszel Test)。

（4）相关性分析(Research Questions about Relationships among Variables)。

有时需要研究一组对象 2 个连续性变量的相互关系。如果数据呈正态分布,则可以用 Pearson 相关系数(Pearson's Relation Coefficient)评价 2 个指标的相关性。如果数据是非正态分布,则一般用 Kendall's Tau-b 等级相关系数(Kendall's Tau-b Rank Correlation Coefficient)。

（七）实验论文的撰写

撰写论文既是对设计性实验工作的总结,也有利于培养学生的科研素养。除少部分是引用他人的文献外,撰写实验论文时依据的必须是本实验的真实结果,论证实验设计时提出的设想或假说,不能像文学作品那样带有虚拟和夸张。撰写体裁与一般医学论著相似,通常包括题目、作者及单位、摘要和关键词、引言、材料和方法、结果、讨论、参考文献几部分。

（1）题目。题目是论文的总纲目,展现的是论文的新发现、新观点、新方法。文字要力求简练,逻辑性强,能概括整个论文最重要的内容。题目中所用到的词,尽量使用通俗易懂、便于引用的规范性术语。题目不宜太长,中文标题一般不超过 20 个汉字。

（2）作者及其单位。科研论文应该署真名和真实的工作单位。设计性实验论文也要注明学生所在的班级、姓名。根据参加实验时所承担工作的重要程度,书写作者名次,还要注明指导教师姓名。

（3）摘要和关键词。摘要是正文的高度浓缩,是论文内容不加注释的评论和简短陈述,便于读(编)者了解全文的要点,也便于做文摘和检索。摘要应力求简明、扼要地描述本研究的目的和意义、材料与方法、结果和得出的结论,突出论文的新发现和新见解,字数一般控制在 200 字左右。摘要后面一般要求列出关键词,即选出 3~10 个代表论文主要内容的单词或术语,另起一行列于摘要后。医学论文关键词的选用应尽可能用《医学主题词表》中的术语。一般论文还要求写一份英文的摘要和关键词,内容与中文摘要和关键词相同。

（4）引言。引言属于整篇论文的引论部分,相当于演说中的开场白。中文期刊引言部分一般不需要另立标题。引言在内容上应包括：为什么要进行这项研究，立题的理论或实践依据是什么，有什么创新点。告诉读者你为什么要进行这项研究是引言的主要内容和目的，其中也包括说明这项研究的理论和实践意义。设计性实验论文的引言部分文字不可冗长，措辞要简练。

（5）材料和方法。应把实验所用的主要仪器、材料和实验条件逐一进行叙述。例如，所用动物种属、数目、分组、性别、年龄、体重；历史或繁殖代数、遗传特征、健康状况；膳食或饲料的构成和配制方法；动物饲养条件，包括季节、温度、湿度、光照等；样品的来源、性状、采集的方法；仪器、试剂、药品的生产公司、型号或批号；试剂的浓度、酸度等。根据每个实验的实际情况描写实验方法和步骤，包括麻醉方法、手术操作、药物类型和剂量、施加的条件或给予的刺激、所要观察的项目、数据记录方式、资料和结果的收集处理方式以及操作过程中应当注意的事项等。

（6）实验结果。这是整篇论文的核心部分。实验结果经过统计处理后以图、表、照片等形式并结合文字表述出来，要求指标明确，数据准确，内容充实，层次分明、逻辑性强。文字描述应与图、表配合得当，文字中提到的主要内容，图、表中应有所体现，并要在行文中的适当位置标明图、表序号。结果部分只作描述，不加任何分析、议论、评价和推论，这些均放在后面讨论部分叙述。

（7）讨论。讨论是对实验结果进行分析、综合并作出适当的推论。内容可包括：① 国内外相关文献对本实验研究问题的报道，目前该领域的研究现状，适当比较与本文结论的异同；② 对本文各项实验结果分别进行分析和解释；③ 对本文整体实验结果进行归纳总结，得到某种结论或提出某种推论；④ 用已有研究成果解释和支持本文观点和结果；⑤ 实事求是地说明本研究未能解决的问题或不够完善的地方。总之，讨论部分应紧扣论文的中心思想，充分讨论实验结果，从实验结果得出符合现有假说的结论或者推翻现有假说的结论，甚至提出新的假说或推论。

（8）结论。通常是在论文结语处概括本论文研究工作的主要结果和讨论分析后得到的推论。要简明扼要，观点明确。有的文章没有单独的结论部分，而是在每一段讨论内容中概括体现。

（9）参考文献。任何研究工作都是在前人研究的基础上进行的，因此，引用、参考、借鉴他人的科研成果都是很正常的，也是必需的。这样既能反映作者对与本课题有关的国内外研究现状的了解程度，展现作者的研究高度和阅读量的多少；也是对他人劳动的尊重和承认。如果论文中直接或间接地引用了他人的学术观点、数据、材料、结论等，而作者不注明文献的出处，则被认为有抄袭的嫌疑，是不道德的行为。

（八）参考文献的主要类型及引用方式

① 专著、论文集、学位论文、报告。

[序号] 主要责任者.文献题名[文献类型标识].出版地:出版者,出版年:起止页码.例如：

［1］钱忠明. 铁代谢基础与临床［M］. 北京:科学出版社,2000:320-330.

［2］吴阶平,裘法祖,黄家驷.外科学［M］. 4 版. 北京:人民卫生出版社,1979,5-9.

［3］辛希孟.信息技术与信息服务国际研讨会论文集:A 集［C］.北京:中国社会科学出版社,1994.

［4］张筑生.微分半动力系统的不变集［D］.北京:清华大学核能技术设计研究院,1997.

［5］冯西桥.核反应堆压力管道与压力容器的 LBB 分析［R］.北京:清华大学核能技术设计研究院,1997.

② 期刊文章。

［序号］作者. 文献题名［J］.刊名,年,卷(期):起止页码. 例如:

［1］刘青,刘淑云,王翠筠,等. 幽门螺杆菌与胃癌前病变的关系［J］. 北京医学,2002,24(1):67-68.

［2］陈晓光,吕黄伟,王俊科,等. 肢体缺血预处理对缺血再灌注心肌一氧化氮及氧自由基的影响［J］. 中国医科大学学报,2006,35（6）:577-579.

［3］Cook J D. Diagnosis and management of iron-deficiency anaemia［J］. Best Pract Res Clin Haematol. 2005,18(2):319-332.

(车力龙)

159

第七节　设计性实验实例

实例一　阿托品、去甲肾上腺素联合用药对于消化道应激性溃疡预防作用的评估

【实验目的】

观察阿托品与去甲肾上腺素联合应用对大鼠应激性胃溃疡的预防效果。

【实验设计】

通过制作消化道应激性溃疡模型,采取单独给药和联合给药方式研究阿托品与去甲肾上腺素联合应用对大鼠应激性胃溃疡的预防效果。

【实验程序】

1. 制作消化道应激性溃疡模型:雄性 SD 大鼠浸泡于 28℃ 的水中,水面至大鼠剑突水平,3.5 h 后取出观察胃黏膜损伤程度。

2. 实验分组:随机分为 4 组,对照组只给予水浸应激;阿托品组在应激前 10 min 皮下注射 1 mg/kg 体重的阿托品;去甲肾上腺素组在应激过程中约 1.5 h 灌胃稀释的去甲肾上腺素 0.325 mg/kg 体重;联合用药组在应激前 10 min 注射阿

托品 1 mg/kg 体重,同时在应激过程中 1.5 h 灌入去甲肾上腺素 0.325 mg/kg 体重,所有组别大鼠都在水中应激刺激 3.5 h。

3. 动物处理:水浸 3.5 h 后立即处死大鼠,剖腹,结扎胃幽门端,保留食管少许,取出胃,由食管注射 5 mL 福尔马林使胃充盈。固定胃黏膜 30 min 后,排出福尔马林,沿胃大弯纵向剖开,用清水冲洗胃黏膜表面,然后统计出血点、出血面积,统计处理实验数据。

【实验结果和结论】

阿托品与去甲肾上腺素联合应用对大鼠应激性胃溃疡有明显的预防作用,可以有效减轻水浸应激对胃黏膜的损伤作用。

实例二 高渗盐溶液抗失血性休克研究

【实验目的】

探讨高渗盐溶液复苏失血性休克的治疗效果。

【实验设计】

制作失血性休克动物模型,然后采用不同浓度 NaCl 溶液进行抗休克救治,观察失血前、失血后及抢救后不同时间点呼吸、心率、血压的变化。

【实验程序】

1. 动物分组:成年家兔 12 只,性别不限,体重 2 kg 左右,随机分为两组:对照组和治疗组,每组 6 只。

2. 失血性休克模型:家兔颈部手术暴露、分离颈总动脉和气管,动脉插管和气管插管,用于记录家兔血压曲线和呼吸曲线。大腿股动脉插管,用于放血。颈内静脉插管用于输液。输尿管插管用于记录尿生成速度。肝素抗凝后经股动脉放血至动脉血压为 40 mmHg,并维持该水平 15 min,平均每千克体重放血约 20 mL。观察到家兔嘴唇发绀,呼吸急促,尿少甚至无尿。

3. 对照组:先放血制作失血性休克模型,然后通过静脉输入生理盐水,观察血压和呼吸等指标。

4. 治疗组:先放血制作失血性休克模型,然后通过静脉注射 7.5% 高渗盐溶液,观察血压和呼吸等指标。

5. 统计分析处理数据。

【实验结果和结论】

1. 实验结果:家兔失血性休克后经等渗生理盐水或高渗盐溶液抢救,血压上升幅度两组间无显著差异,呼吸频率和心率变化两组间也无显著差异。

2. 结论:高渗盐溶液对失血性休克家兔早期复苏的抢救效果与等渗生理盐水并无明显差异。

实例三　五味子挥发油镇痛作用的实验研究

【实验目的】

研究五味子挥发油对小鼠的镇痛作用。

【实验设计】

通过制作小鼠醋酸致痛痛觉模型和热板致痛模型,评价五味子挥发油的镇痛效果。

【实验程序】

1. 动物分组:昆明种成年小白鼠,雌雄各半,体重 18～20 g,分别用于醋酸扭体实验和热板镇痛实验。每部分小鼠均分为 4 组:阴性对照组、阳性对照组、小剂量给药实验组、大剂量给药实验组。

2. 醋酸扭体实验:40 只小白鼠分为 4 组,每组 10 只。阴性对照组皮下注射生理盐水,阳性对照组灌胃阿司匹林,大剂量给药实验组皮下注射五味子挥发油 2 g/kg 体重,小剂量给药实验组皮下注射五味子挥发油 1 g/kg 体重。

3. 热板镇痛实验:将小鼠置于(55.0±0.5)℃热板上即开始计时,小鼠开始舔后足则停止计时,这段时间为该小鼠的基础痛阈。基础痛阈不能超过 30 s。取符合要求的小鼠随机分为 4 组,每组 10 只,处理同上。给药 1h 后测定痛阈值。计算痛阈提高率:痛阈提高率＝[(给药前平均痛阈值－给药后平均痛阈值)/给药前平均痛阈值]×100％。

4. 统计分析处理数据。

【实验结果和结论】

1. 实验结果:

(1) 醋酸扭体实验中给药后,各组小鼠扭体次数与阴性对照组比较有显著性差异,阳性对照组、大剂量给药实验组、小剂量给药实验组抑制率依次为 96.6％,37.7％,17.7％。

(2) 热板镇痛实验中给药前各组间小鼠热板痛阈值无显著性差异,给药后除阴性对照组无显著差异外,其余各组小鼠热板痛阈值均比给药前显著延长,大剂量给药实验组痛阈提高率显著。

2. 结论:五味子挥发油对醋酸刺激和热板刺激引起的疼痛都具有一定的镇痛效果,尤以大剂量镇痛作用明显,表面五味子挥发油既具有外周镇痛作用,又具有中枢镇痛作用。

(车力龙)

第三篇

病例讨论与处方

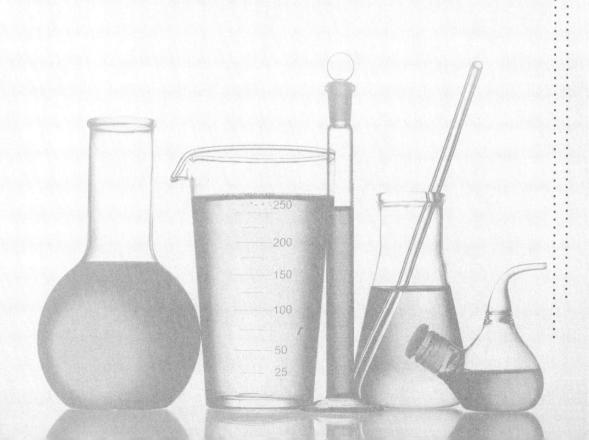

病例一　钾代谢紊乱

患者,女性,22岁,诊断为结核性腹膜炎和肠梗阻。手术后禁食,并连续作胃肠减压7天,共抽吸液体2 200 mL。平均每天静脉补液(5％葡萄糖液)2 500 mL,尿量2 000 mL。手术后2周,病人精神不振,全身乏力,面无表情,嗜睡,食欲减低,腱反射迟钝。血钾为2.4 mmol/L,血钠为140 mmol/L,血氯为103 mmol/L。心电图显示:II、aVF、V_1、V_5导联ST段下降,aVF导联T波双相,V_3有u波。立即开始每日以KCl加入5％葡萄糖液滴注,四天后血钾升至4.6 mmol/L,一般情况显著好转,能坐起,面带笑容,食欲增进,腱反射恢复,心电图恢复正常。

【讨论题】

1. 患者引起低血钾的原因可能有哪些?
2. 哪些症状、体征和实验室检查与低血钾有关? 简述其发生机理。
3. 在病例中,补钾4天后病情才好转,这是为什么?

（许　燕　丁红群）

165

病例二　酸碱平衡与水电解紊乱

一名47岁男子,因严重醉酒被送入院。入院时不省人事,肌肉抽搐,脉搏88次/分,血压120/70 mmHg,呼吸20次/分。体检除反射略亢进外无其他异常。化验:血红蛋白171 g/L,血细胞比容0.52,血钠143 mmol/L,血钾2.5 mmol/L;氢离子浓度25 nmol/L,血氯46 mmol/L,[HCO_3^-] 62 mmo/L,动脉血O_2分压7.7 kPa,CO_2分压8.5 kPa。入院后,给以2.5％葡萄糖加入0.5％盐水,并加入40 mmol的钾,总容量1 L。

次日晨,病人神志仍然不清,反应迟钝。排深色大便一次,化验表明其中潜血强阳性。此时尿中氢离子浓度为85 nmol/L,尿钾为65 mmol/L,尿钠为54 mmol/L,再次查血:血红蛋白165 g/L,血细胞比容0.50,血钠138 mmol/L,血钾2.7 mmol/L,氢离子浓度28 nmol/L,血氯64 mmol/L,[HCO_3^-] 56 mmol/L。这一天共给病人输入0.9％盐水4 L,其中加了葡萄糖及120 mmol的钾。

第三天,病人明显好转,神志逐渐清楚,量血压为130/80 mmHg,血液化验:血钾为3.1 mmol/L,[HCO_3^-]降至32 mmol/L,血红蛋白137 g/L,血细胞比容0.35,血气:p_{O_2} 12.4 kPa,p_{CO_2} 6.2 kPa,排出了大量的尿,其中氢离子浓度为12 nmol/L。自诉平时素不饮酒,这次由于母亲去世,极度悲伤,连续酗酒三天,其间一些情况已不复记忆,只记得醉后曾多次呕吐。X 射线胃肠钡餐透视汇报正常,再查粪中潜血为阴性,三日后病人出院。

【讨论题】

1. 入院时主要的酸碱平衡紊乱原因是什么? 还有什么附加的酸碱平衡紊乱?
2. 有无脱水? 若有则属什么类型的脱水?
3. 低血钾是怎样发生的?
4. 为什么第一天的治疗效果不佳?

(丁红群 许 燕)

病例三 缺氧

患者,女,32 岁,幼时曾因"风湿性心脏病二尖瓣狭窄、关闭不全"入院治疗。5 年前发现心房纤颤,近年来症状逐渐加重,在上坡或登楼梯时感到头晕、心悸、气短,休息后好转。最近症状进一步恶化,2 周来有时夜晚入睡后感到气闷而惊醒,并坐起喘气和咳嗽,3 天前因感冒引起气喘加重而入院。体检:体温 37.5 ℃,心率 146 次/分,血压 14/10.9 kPa(105/82 mmHg),呼吸 36 次/分,神志清楚,慢性病容,端坐呼吸,口唇明显发绀,颈静脉怒张,呼吸浅快,双肺水泡音。心尖抬举性搏动,心音强弱不等,节律不齐,心尖部可听到收缩期吹风样及舒张期隆隆样杂音。肝大于肋下 5 cm,有压痛。双下肢浮肿,腹水(+)。胸部 X 片可见自肺门开始的蝶形云雾状阴影,肺纹理增多,双侧膈下移。心脏呈球形,向左右扩大。心电图显示心房纤颤、左心室劳损。多普勒超声心动图显示有二尖瓣狭窄和关闭不全,舒张期及收缩期右室壁普遍肥厚及动力增强,左右心腔扩大。

【讨论题】

1. 什么是心力衰竭? 心力衰竭的主要原因有哪些?
2. 心力衰竭有哪些分类? 该患者属于哪一类心力衰竭? 其依据是什么?
3. 该患者的心功能不全是如何逐步加重的?
4. 病人的心率为什么会加快? 这有什么利弊?
5. 患者出现了哪种类型的心肌肥大? 这有什么代偿意义? 为什么最终还会转向衰竭?
6. 患者为什么会出现夜间阵发性呼吸困难? 端坐姿势为什么能缓解呼吸困难?
7. 患者出现水肿的机制有哪些?
8. 该患者的治疗原则是什么?

(许 燕 丁红群)

病例四　弥散性血管内凝血

患者,男,47岁,7年前发现有慢性肝炎,平时常有肝区隐痛不适,10天来烦躁,不吃、不喝、不睡,3天前突然呕出大量暗红色血块,急诊入院。体检:体温37.8℃,心率96次/分,血压12/8 kPa(90/60 mmHg),重病容,皮肤轻度黄染,上胸部有数个蜘蛛痣,腹呈蛙腹状,腹壁静脉充盈,移动性浊音(＋),肝、脾触诊不满意,双下肢见可凹性水肿。实验室检查:RBC 2.98×10^{12}/L, Hb 88 g/L, WBC 9.6×10^9/L,分类正常,HBAg(＋),丙氨酸氨基转移酶 188 U/L,白蛋白14.4 g/L,球蛋白 39.6 g/L,血氨 96 mmol/L,血钾 4 mmol/L,血钠 136 mmol/L,血氯 103 mmol/L,血气分析:pH 7.48, p_{CO_2} 3.55 kPa(26.6 mmHg),[HCO_3^-] 19.3mmol/L。入院后经止血不再呕血,因有低蛋白血症和贫血而给予输血,家人给予高蛋白饮食。5天后,病人突然出现意识模糊,言语错乱,1天后昏迷。经乳果糖灌肠、静滴左旋多巴和复方支链氨基酸,2天后神智恢复。其后常有类似发作,有时因饮用鸡汤而引起,发作间歇神志清楚,对发作情况无法回忆,以后又排黑便4次。3周后病人又突然大量呕血,经抢救无效而死亡。

【讨论题】

1. 正常的肝功能主要有哪些?此病人有哪些肝功能损害表现?其依据是什么?

2. 病人出现精神神经症状的原因是什么?诱因有哪些?

3. 病人的血氨为什么会升高?其危害是什么?

4. 病人出现了哪些类型的酸碱平衡紊乱?你是如何判断的?

5. 病人为什么会出现水肿的表现?

6. 病人的饮食是否合理?为什么?

7. 对病人治疗方法的依据是什么?

(许　燕　丁红群)

167

病例五　心力衰竭

刘某,女,49岁,入院时主述:月经增多2年。病史:既往月经正常,2年前月经开始增多,每次持续10天以上,量多,有血块。1年来常感头晕心慌,虽经中西医积极治疗,但仍无效,患者要求手术治疗。查体:体温37.2℃,血压20.0/13.3 kPa(150/100 mmHg),发育尚好,贫血貌,神智清,皮肤未见出血点。头颈部无异常发现。胸廓对称,心肺未见异常。腹软,肝脾未触及,下肢无凹陷性水肿。妇科检查:

宫颈外口可容一指,内有结节样突起,宫体前位偏右,约有 6 周妊娠大小,质硬,活动尚可。化验:Hb 70 g/L,RBC 2.75×10^{12}/L,WBC 5.8×10^{10}/L,出血及凝血时间均为 3 min,尿常规及肝功能正常。住院诊断:① 子宫肌瘤;② 继发性贫血;③ 高血压病。住院后经过:6 月 12 日住院准备手术,配 B 型血 200 mL,于 6 月 17 日上午输血,在输血过程中,患者有发冷、寒战、发热等反应,暂时停输,下午 1 时加氢化可的松 100 mg 继续输血,下午 4 时输完,未出现反应。当晚患者感腰背痛,小便一次,约 50 mL,略带红色。6 月 18 日下午 3 时在硬膜外麻醉下行子宫及双侧附件切除术。术前放置导尿管,膀胱内无尿,术中发现切口易渗血,腹腔中有少量血性渗出液。患者多汗,血压 10.7/6.7 kPa(80/50 mmHg),再配血时发现血型为"O"型,证明一天前误输 B 型血 200 mL,已造成肾功能损害,5 时 40 分手术完毕,立即组织抢救小组进行抢救。首先静注 20% 甘露醇、呋塞米(速尿)及利尿合剂,3 小时排尿 12 mL。查血:尿素氮 42 mg/dL,NPN 80 mg/dL,血钾 6.7 mmol/L。决定当晚作人工透析,透析中血压稳定在 14.7~18.7/9.3 kPa(110~140/70 mmHg),透析后复查尿素氮为 26.5mg/dl,NPN 62 mg/dL,血钾 5.7 mmol/L,以后经过以下处理:①控制入液量,每日 800 mL;② 高糖、高脂、低钾饮食,限制蛋白摄入量;③ 防止高血钾,促进肾小管恢复,预防氮质血症;④ 抗感染:红霉素＋氯霉素静滴;⑤ 预防水中毒(如口服甘露醇,肾区理疗等)。患者 17 天内基本无尿,查血发现 CO_2、CP 11.2 mmol/L(25 Vol/dL),并逐渐出现明显气喘、心慌、不能平卧、肢体浮肿等症状。查体发现心率增快,120 次/分,两肺布满湿性啰音,血压 28.0/13.3 kPa(210/100 mmHg),中心静脉压 18 cmH_2O,经用西地兰、吸氧等治疗稍有缓解,后又放血350 mL,上述心肺症状体征明显缓解。在进行又一次血液透析后血尿素氮由45 mg/dL 降到 21 mg/dL,血 NPN 由 80 mg/dL 降到 40 mg/dL。7 月 6 日,尿量开始增多,7 月 9 日尿量超过 400 mL/d,患者度过了 20 天少尿期。7 月 12 日尿量1 400 mL,停用利尿剂,但血 NPN 仍为 80 mg/dl,血尿素氮为 43mg/dl,结肠透析一次后,分别降至40 mg/dl 及 23 mg/dl。7 月 17 日尿量达 2 100 mL,加服 KCl,并因有贫血而先后输鲜血 2 次,血浆 1 次。8 月 5 日查体:患者一般情况良好,体重106 斤,无贫血貌,心肺肝脾未见异常,肾区无叩击痛,下肢不肿。血压 16.0/10.8 kPa(120/80 mmHg),Hb 100 g/L,WBC 5.1×10^{10}/L,尿常规正常,血尿素 15 mg/dl,NPN 30 mg/dl,CO_2 CP 22.5 mmol/L(50 Vol/dL),血钾及肝功能正常,患者要求出院调养。

【讨论题】

1. 患者于住院输血和手术后并发了哪些疾病?是什么原因引起的?抢救后为什么又发生并发症?作了哪些抢救措施?为什么要采取这些措施?

2. 给患者每日输入液体 800 mL 是否合理?为什么?

3. 从本病例中应吸取哪些教训?

(许　燕　丁红群)

病例六 肝性脑病(一)

患者,男性,59岁,木匠,有长期吸烟史,两天前因重感冒引起咳嗽、气喘加重而急诊入院。体检:血压 18.4/11.7 kPa(138/88 mmHg),心率 112 次/分,呼吸 35 次/分,且十分吃力,听诊双肺可闻罗音。皮肤呈浅灰色,指甲发绀。患者入院后即采血进行血气分析并接受纯氧吸入治疗,随后进行胸部 X 线透视检查。半小时后病人情况恶化,当医生被叫到病人床边时患者已处于深度昏迷状态。患者肤色已由浅灰转为潮红,呼吸浅而弱,频率为 10 次/分。血压 11.2/6.7 kPa(85/50 mmHg),心率 140 次/分。此时血气结果已经出来:血红蛋白 160 g/L,p_{O_2} 6.4 kPa(48 mmHg),[HCO^{-3}] 48 mmol/L,p_{CO_2} 12.0 kPa(90 mmHg),pH 7.35。

【讨论题】
1. 患者入院后状况恶化的原因是什么?
2. 病人发生了什么类型的酸碱平衡紊乱?
3. 病人经治疗后皮肤为什么由浅灰色转为潮红色?
4. 对该患者应采取哪些抢救措施?

(许 燕 丁红群)

169

病例七 肝性脑病(二)

患者,男,52岁。3天前进食牛肉 0.25kg,而后出现恶心、呕吐、神志恍惚、烦躁而急诊入院。患者患慢性肝炎十余年,4年前症状加重,4个月来进行性消瘦,无力,憔悴,黄疸,鼻和齿龈易出血。体检:神志恍惚,步履失衡,烦躁不安,皮肤、巩膜深度黄染,肝肋下恰可触及、质硬、边钝,脾左肋下 3 横指,质硬,有腹水征。吞钡 X 线提示食道下静脉曲张。实验室检查:胆红素 34.2 μmol/L,SGPT 120 U,血氨 88 μmol/L。入院后经静脉输注葡萄糖、谷氨酸钠、酸性溶液灌肠等,病情好转。第 5 天大便时患者突觉头晕、虚汗、心跳乏力,昏厥于厕所内。脸色苍白、脉细速,四肢冷湿,血压 8.0/5.3 kPa,第 6 天再度神志恍惚,烦躁尖叫,扑翼样震颤,解柏油样大便,继而昏迷。经降氨后症状无改善,乃静脉滴注 L-多巴 1 周,神志转清醒,住院 47 天,症状基本消失出院。

【思考题】
请分析两次"神志恍惚"的诱因、发生机制及治疗情况。

(许 燕 丁红群)

病例八　　呼吸衰竭

　　患者为 40 岁女性,4 天前因交通事故造成左侧股骨与尺骨骨折,伴有严重的肌肉损伤及肌肉内出血。治疗时,除给予止痛剂外,曾给予口服抗凝药以防血栓栓塞。第三天晚上有轻度发热,次日突然感到呼吸困难,体格检查:病人血压为 18/12 kPa,心率 110 次/分,肺底部可听到一些罗音与散在喘鸣音。血气分析: p_{O_2} 7 kPa, p_{CO_2} 4.7 kPa, pH 7.46。肺量计检查:每分通气量(V)为 9.1 L/min,肺泡通气量(VA)为 4.1 L/min,为 V 的 46%(正常为 60%~70%),生理无效腔为 5 L/min,为 V 的 54%(正常为 30%~40%)。 p_{O_2} 在呼吸室内空气时为 13.3 kPa, p_{A-a,O_2} 为 6.3 kPa,怀疑有肺内血栓形成,于是做了进一步检查:心排血量 3.8 L/min(正常为 4.8 L/min),肺动脉压 7/6 kPa(正常为(1.6~3.7)/(0.4~1.7) kPa),肺动脉造影证明右肺有两叶充盈不足。

【讨论题】

1. 如何解释肺泡和动脉血间的氧分压差(p_{A-a,O_2})增大?
2. 为什么本例有缺氧而没有高碳酸血症?

（许　燕　丁红群）

病例九　　解热镇痛药的使用

　　王××,女性,23 岁。

　　主诉:发热及膝肩关节酸痛一周。

　　患者一个月前曾有头痛、喉痛、发热,经服 APC 片剂(Aspirin,Phenacetin and Caffeine Compound 的缩写。复方阿司匹林,又称复方乙酰水杨酸片,由阿司匹林、非那西丁和咖啡因组成的复方制剂)治疗治愈,上星期因淋雨而持续不退烧,近日胃口不佳,时感乏力。

　　检查:体温 38℃,血沉 46 mm/h,抗链球菌溶血素"O"试验 800U,心率 120 次/分,呼吸 20 次/分,听诊第一心音减弱,膝关节红肿,有剧烈疼痛。

　　诊断:急性风湿热及风湿性关节炎。

　　治疗:阿司匹林 1.0 mg t.i.d,同时服氢氧化铝,次日关节痛显著减轻,红肿消退,用药第 3 日体温降至正常,心跳 75 次/分,四周后患者出现头痛,耳鸣,恶心,呕吐,心跳 110 次/分,心尖部出现收缩期及舒张期杂音,乃停用阿司匹林,改用强的松 10 mg,t.i.d,一个月后,心脏方面症状消退,减量为 5 mg,q.d.,继续一个月左右,在停药前再加阿司匹林 3 天,患者痊愈出院。

【讨论题】

1. 解热镇痛药中哪一类抗风湿作用最好? 应如何选择用药?

2. 这个病人为什么以后又改用强的松?

(张　芸)

病例十　镇痛药的使用

钱××,女,45 岁,农民。

患者上腹部绞痛,间歇发作已数年,入院前 40 天,觉绞痛发作后有持续性钝痛,疼痛剧烈时放射至右肩及腰部,并有恶心、呕吐、腹泻等症状,经来医院诊断为:① 胆结石;② 慢性胆囊炎。患者于入院前曾因疼痛注射过吗啡,用药后呕吐更剧烈,疼痛不止,呼吸显著变慢,腹泻却得到控制。入院后用抗生素治炎症,并用哌替啶(杜冷丁)50 mg 肌肉注射,阿托品 0.5 mg 肌肉注射,每隔 3～4 小时一次。并进行手术,手术后患者的伤口疼痛,乃继续注射哌替啶 50 mg,每日两次,并同时注射阿托品。10 天后痊愈出院,出院后仍感伤口疼痛,继续注射哌替啶。思想上迫切需要注射此药,如果一天不注射,则四肢发冷,情绪不安,手脚发麻,气急,说话含糊,甚至发脾气,不听劝说,一打针就安静舒服。现在每天需要注射哌替啶四次,每次 300～400 mg,晚上还须加服巴比妥类药物始能安睡,患者转入精神病院处理。

【讨论题】

1. 病人在入院前用吗啡,入院后用哌替啶,其药理根据何在? 这样应用是否合适?

2. 患者出院后为什么还继续要求用哌替啶? 你认为这是恰当的吗?

3. 为什么用吗啡后呕吐更剧烈,呼吸变慢,疼痛不止,而腹泻却得到控制?

4. 为什么用哌替啶的同时要加用阿托品?

(张　芸)

病例十一　心绞痛

姓名:刘××,男,54 岁,泗阳人。

主诉:发作性心前区疼痛 8 年,近 5 个月疼痛加剧。

患者自 8 年前开始自觉左侧胸痛,劳累后发作呈紧迫感,隐痛性质,每次发作持续 2～3 min,并向左肩胛、左上臂内侧放射,发作时神志清楚,无昏厥及抽搐现象,在泗阳县医院诊断为"动脉粥样硬化""冠心病",给予双嘧达莫、血管舒缓素、丹参、硝酸甘油等药物治疗,症状似有改善,但今年从 1 月份开始心绞痛发作频繁,每天 3～4 次,劳累后出现,疼痛较前加剧,性质同前。

体格检查:体温 35℃,血压 118/90 mmHg。

神志清,肥胖型,两肺呼吸音低(因肥胖),未闻及干湿啰音,心音低,第二心音略高,各瓣区未闻及杂音,心律不齐,有期外收缩 2～3 次/分,心界略向左扩大,腹软,肝脾触诊不满意(因腹壁脂肪堆积),四肢正常。

实验室检查:① 生化检查:血胆固醇 215mg/L,三硝酸甘油酯 180 mg/L,血糖 131 mg/L(空腹);② ECG:窦性心律,交界性并行心律(部分有逆性房传导);③ 胸片:主动脉弓大,左心室增大。

治疗:

① 5 月 19 日:低脂饮食。

双嘧达莫 25 mg,t. i. d.。

普尼拉明 15 mg,t. i. d.。

丹参 2 mL i. m.,q. d.。

治疗后症状改善不明显。

② 5 月 23 日:

5% 葡萄糖溶液 250 mL。

丹参 10 mL im,q. d.。

③ 5 月 25 日:

普萘洛尔 10 mg,t. i. d.。

戊四硝酯(硝酸戊四醇酯)1 号,q. d.。

3 天后心绞痛基本控制。

【讨论题】

1. 普萘洛尔治疗心绞痛的作用原理是什么? 为什么与戊四硝酯合用?

2. 普萘洛尔在治疗心绞痛时应注意什么问题(不良反应与禁忌证)?

3. 双嘧达莫在治疗心绞痛中地位如何?

(徐　霞)

病例十二　抗甲状腺药的选用

姓名:邵××,男 56 岁,江苏滨海人。

入院日期:1977 年 4 月 29 日。

主诉:心慌,汗多,脾气急躁及食欲亢进 10 个月。

现病史:患者自 1976 年 6 月起自觉不适,曾经无任何诱因昏倒一次,以后逐渐有心悸,易受惊,汗多,以两下肢明显,脾气急躁,常为一些小事而生气。近来症状加重,手指颤抖,不能提笔写字,甚至吃饭时用筷子也受到影响。每日进食粮食达 750g 以上,同时还增加零食,大便每日 2 次,并日渐消瘦。在门诊诊断为"甲亢"入院。

体格检查:体温 37℃,心率 100 次/分,血压 160/86 mmHg。

消瘦体形,体重 54 kg,身高 168 cm,皮肤无黄染,两眼外突,眼球转动尚可,眼裂存在,颈软,气管居中,甲状腺Ⅱ～Ⅲ度肿大,触及震颤。可闻及血管杂音,两肺呼吸音清晰,未闻及干湿啰音,心率 100 次/分,可闻及频繁的期外收缩达 3～9 次/分,心音亢进,心界无明显扩大,腹软,肝肋下 3.5 cm,质Ⅱ,肝上界第七肋间,无触痛,脾(一)。两手指颤动试验(+),抬举试验:右上肢自如,左上肢不能抬举。

其他检查:肝功能及蛋白电泳无异常发现;X 光,轻度肺气肿,主动脉弹开;同位素 ^{131} I 测定:2 小时 56.6%;ECG:窦性心动过速,心肌损害,偶发房早,电轴左偏 －43,不完全性右束支传导阻滞。

诊断:甲亢(弥漫性);心肌损害(甲亢性);冠心;轻度肺气肿。

治疗经过:

日期	血象			心率/(次/分)	治疗用药
29/4	WBC 3000	N:	55%	108	甲巯咪唑(他巴唑)15 mg t. i. d,普萘洛尔(心得安)20 mg t. i. d 复 B 2# t. i. d
2/5	WBC 3700	N:	59%	86	
7/5	WBC 2400	N:	52%	80	利血生 20 mg t. i. d
14/5	WBC 2100	N:	58%	104	核苷酸 1 支 i. m. 用 2 天
16/5	WBC 3600	N:	60%	70	因血象上升,在严密观察下用甲硫氧嘧啶 0.1 mg t. i. d

【讨论题】

1. 该患者选择何种 β 受体阻断剂?

2. 甲状腺功能亢进患者如何选用抗甲状腺药?

3. 抗甲状腺药物应注意什么不良反应? 如何预防?

(徐 霞)

病例十三　作用于传出神经的药物

杨××,男性,20岁,棉农。

患者2010年7月15日至17日参加棉田喷农药(E1059),工作时常有药液浸透衣服,17日下午起觉腹部轻微疼痛,但仍继续工作,17时腹痛加剧,至18时患者昏迷,肌束颤动,呼吸迫促,瞳孔缩小,口鼻不断流出白沫,两眼上翻,面色苍白青紫,四肢厥冷,大小便失禁,入我院急诊。

诊断:有机磷农药中毒。

治疗经过:立即静脉注射硫酸阿托品6 mg,5 min后又注入阿托品4 mg,5 min后肺水肿仍很严重,瞳孔依旧如针尖大小,以解磷定(PAM)1 g溶于30 mL生理盐水中,缓慢静脉注射,此后,每隔15 min给予阿托品3 mg,1 h内共注射阿托品25 g,并随时擦去口鼻内之分泌物,患者开始好转,呼吸道分泌物减少,眼球开始活动,瞳孔较前扩大,其后阿托品改为每隔30 min一次,每次静脉注射3 mg,1.5 h内共用阿托品9 mg,前后36 h共用阿托品43 mg,这时患者已经苏醒,仅意识略模糊,呼吸道无分泌物,脉搏90次/分,呼吸22次/分,自觉乏力发热,暂停阿托品注射,仅给50%葡萄糖40 mL,生理盐水60 mL静脉注射一次,约3 h后,自述已无任何不适,继续观察。三天后出院,一周后随访无任何不适。

【讨论题】

农药E1059中毒为何产生上述症状? 阿托品、解磷定(PAM)治疗农药E1059中毒的机理是什么?

(封　云)

病例十四　强心药的使用

××,女,30岁,12年前全身关节游走性疼痛。3年前,出现活动后心慌闷气,半月前下肢浮肿,休息后缓解。1天前,心慌闷气加重,不能平卧伴发热,关节肿大,就诊。

体查:体温38.5℃,呼吸40次/分,脉搏135次/分,血压120/70 mmHg,意识清醒,重病容,口唇发绀,端坐呼吸,颈静脉怒张,双肺底湿性啰音,心界扩大,心律不规则,心率135次/分,心尖部舒张期隆隆样杂音,肝肋下3 cm,脾未触及,双下肢指陷性水肿。

检查:血沉80 mm/h,血红蛋白125 g/L,红细胞$350×10^6/mm^3$,白细胞

12 000/mm³,心电图显示:房颤、心率 135 次/分。

【讨论题】

1. 临床诊断是什么?

2. 对该患者治疗原则如何?

3. 如何选择药物? 理由是什么?

4. 简述强心苷中毒的防治。

(李永全)

病例十五　抗高血压药的使用

患者,男性,68 岁,因心悸、头痛于 2009 年 8 月 3 日入院治疗。患者于 5 年前头晕测血压高达 200/140 mmHg,入当地医院治疗后不规则服用氢氯噻嗪治疗。

体格检查:体温 36.8℃,心率 78 次/分,血压 170 /140 mmHg,身高 1.71 m,体重 85 kg。呼吸平稳,无发绀,双肺未闻及罗音,心率齐,心音有力,腹软,肝脾肋下未触及,双下肢无浮肿。眼底检查示视网膜动脉硬化Ⅱ级。

心电图及心脏彩超检查:无明显的左室肥厚,P-R 间期正常,S－T 段未见抬高。

化验检查:空腹血糖 8.2 mmol/L(血糖正常值＜7.0 mmol/L)。

【讨论题】

1. 临床诊断是什么?

2. 对于此患者,可应用哪些药物治疗? 这些药物的临床应用范围是什么?

(李永全)

病例十六　抗心律失常药的使用

患者为 84 岁老年男性,因"间断胸闷半年,进行性气促一周"于 2008 年 10 月 1 日入院。

半年前曾因胸闷气促入院,查 cTnI(注:cTnI 为心肌肌钙蛋白 I,为目前临床使用诊断急性心肌梗死的特征标志物)明显升高,ECG 示心肌缺血改变,当时诊断为"急性非 ST 段抬高型心肌梗死伴心功能不全",予以药物治疗后好转,未行介入治疗。本次因受凉后出现进行性气促,入院后查 cTnI 升高(3.38 ng/mL),ECG 示心肌缺血改变,体检双肺广泛湿啰音,心音低,P2＞A2(注:A2 为主动脉瓣关闭音,P2

为肺动脉瓣关闭音),考虑再次出现急性非S-T段抬高型心肌梗死,合并左心功能不全。

既往有2型糖尿病20余年,血糖长期控制不佳,高血压病20余年,血压控制尚可。入院后予以抗凝、抗血小板治疗(低分子肝素0.4 mL每日2次;氯吡格雷75 mg每日1次;替罗非班9 mL/h持续维持3天后停用),改善心肌供血,纠正心功能不全等治疗后,症状逐步缓解,cTnI由入院第二天(10月2日)的4.18 ng/mL降至入院第六天(10月6日)的1.07 ng/mL。其后症状虽加重不明显,但每日尿量逐步减少,身体下垂部水肿逐渐加重,予以利尿等治疗效果欠佳。于入院第10天(10月10日)再次出现胸闷气促,并伴有频发室性早搏,cTnI再次升高至2.01 ng/mL(考虑再梗死),谷丙转氨酶138U/L,遂加强抗凝、抗血小板治疗(低分子肝素0.4 mL每日2次;氯吡格雷75 mg每日1次;加用替罗非班9 mL/h持续维持),改善心肌供血及护肝(先后给予甘草酸二铵30 mL静滴,每日1次;还原型谷胱甘肽1.2 g静滴,每日1次;多烯磷脂酰胆碱10 mg静滴每日1次)等治疗。入院第11天(10月11日)仍有胸闷气促,肺部音较前减少,全身水肿加重,肝大质韧,并反复出现短阵室性心动过速(室速),立即予以胺碘酮静脉滴注,并维持至次日(10月12日)上午,胺碘酮总计用量1 200 mg,应用后室性早搏、短阵室速消失。10月12日查谷丙转氨酶突然升高至2 363 U/L,不能排除胺碘酮所致的药源性肝脏损害,遂停用胺碘酮。当日晚(10月12日),患者胸闷气促水肿明显加重,尿量仅410 mL,遂予以床边血液超滤(CRT)1 500 mL,症状有所缓解,但再次出现短阵室速。入院第13天(10月13日)再发室速,伴意识丧失,行心脏按压等抢救措施后,神志恢复。经讨论,考虑患者目前出现危及生命的心律失常,有使用胺碘酮的指征,而药物性肝损害的依据不充分,遂继续予以胺碘酮静脉滴注(600 mg/d)至入院第17日(10月17日),其后改为口服(0.2 g,每日2次),期间未再出现危及生命的恶性心律失常。继续常规抗凝、抗血小板药物治疗(氯吡格雷75 mg,每日1次;低分子肝素0.4 mL,每日1次),并行床边血液超滤至入院第18日(10月18日),胸闷气促及全身水肿好转,肝脏缩小,cTnI逐步降至0.58 ng/mL,谷丙转氨酶逐渐降至402 U/L,尿量恢复至每日1 500 mL以上。患者病情好转,逐步稳定。

本例患者原发疾病诊断:(1)冠心病,急性心肌梗死,心功能不全,心律失常(短阵室速);(2)2型糖尿病。

【讨论题】

1.胺碘酮的作用机制是什么?临床应用范围是什么?

2.该患者出现致死性心律失常应用胺碘酮后出现急性肝功能损害,是否继续应用抗心律失常药物?

(许　潇)

病例十七　皮质激素的使用（一）

某患者有类天疱疮反复发作史，近几天又复发（大脚趾有一小脓肿，未加注意），经用泼尼松 10 mg 每日 3 次，共 7 天，服药 7 天，服药后类天疱疮逐渐控制，但 10 天后患者表情淡漠，全身无力，面色苍白，四肢厥冷，呼吸浅表，脉搏细弱，出冷汗，血压进行性下降（败血症，休克）。

【讨论题】

1. 泼尼松对天疱疮是否有用？为什么以后又出现败血症、休克？

2. 在休克情况下还可以用激素吗？用哪种激素为宜？单用激素行吗？

3. 对于肾上腺皮质激素应如何合理应用？

（李永金）

病例十八　皮质激素的使用（二）

薛××，男，11 岁，学生。

患者一月前咳嗽，鼻塞，体温 39℃，活动正常，未经治疗 3 天后自觉好转，一周后患者感左大腿肌肉疼痛，右肩关节痛，活动受限，活动增加时感心慌，气促同时伴有低热 38℃左右，当时检查发现心脏有"杂音"，抗"O"15 000 U，血沉 140 mm/h。拟诊为"风湿性心脏病"（风湿活动期），用青霉素治疗并转入我院。

体检：体温 37.5℃，呼吸 25 次/分，心率 100 次/分，血压 98/70 mmHg。心左界扩大，心尖部可闻及Ⅲ级吹风样收缩期杂音，向左腋下传导并可闻及中等程度隆样舒张期杂音，肺动脉瓣听诊区 P2＞A2（P2：肺动脉瓣关闭音；A2 主动脉瓣关闭音），余无异常发现，肺（一），腹部（一）。

血沉：90 mm/h。抗"O"1 250U；BCG：窦性心动过速。

诊断：风心活动期，二尖瓣关闭不全，心功能不全（Ⅱ～Ⅲ级）。

治疗经过：① 抗感染：青霉素 $8×10^5$ U，肌注一日二次；② 抗风湿：泼尼松 10 mg，一日二次。

4 天后病情好转，心悸、气短好转，心率降为 88 次/分，心尖部收缩期杂音由Ⅲ级改为Ⅱ级，舒张期杂音变柔和，关节疼痛减轻。继续治疗，青霉素 $8×10^5$ U b.i.d.，用一个月，泼尼松每两周减量一次（每次减 10 mg），总疗程 8 周，在住院后第 5 周加用阿司匹林。

177

【讨论题】

1. 患者应用皮质激素是否有用？其药理根据何在？应用皮质激素时要注意什么？

2. 本病例加用阿司匹林的目的何在？

（李永金）

病例十九　抗菌药物的使用

刘××,女,25 岁,农民。因发热、咳嗽 4 天,咯血 1 天入院。

4 天前受凉后头痛、乏力、腰痛,当晚出现畏寒、发热、出冷汗,伴有咳嗽,咳少许黏痰。次日被乡卫生院诊断为"上感",但咳嗽逐日加重,咳黄色脓痰,痰中带血,伴有右下胸疼痛。既往身体健康。

查体:体温 40.5℃,脉搏 120 次/分,呼吸 50 次/分,半卧位,急性病容,鼻翼随呼吸煽动,口唇发绀。右胸肩胛部叩诊浊音,语颤增强,可听到管状呼吸音及中、细湿啰音,心界不扩大,无杂音,心率 120 次/分,律齐,腹软,肝肋下 2 cm,质软,脾未触及。

实验室检查:白细胞计数 $12.1 \times 10^9/L$,中性粒细胞 93%,淋巴细胞 7%,尿黄色微浑,蛋白(++),白细胞 2~4/高倍,颗粒管型 6~8/低倍,上皮细胞(+),偶见成堆脓细胞。

X 线胸片:双肺有多数不对称的浸润性病灶,并伴有胸膜病变,痰培养为金黄色葡萄球菌生长。

诊断:金黄色葡萄球菌败血症合并金葡菌肺炎。

【讨论题】

1. 对金黄色葡萄球菌敏感的抗生素有哪些？

2. 本病首选药是什么？理由何在？若无效怎么办？

3. 本病例是否需联合应用抗生素？如何联合能产生协同作用？为什么？

4. 本病例应用抗生素的原则是什么？

5. 此患者可否应用肾上腺皮质激素？如何使用？

（李永金）

病例二十　抗结核药物的使用

余××,男,45 岁。因发热、咳嗽、右胸痛已有 9 天故入院。

患者 9 天前开始发热,初为 38.5℃左右,入院前 2 天升至 39℃以上。

查体:体温 39.2℃,急性病容,心界不扩大,心脏听诊无特殊,右下肺叩诊浊音,语颤减低,听诊呼吸音低,未闻及罗音及管状呼吸音,腹软,肝脾未触及。

实验室检查:白细胞计数 9.2×10^9/L,中性粒细胞 68%,淋巴细胞 32%,血沉 40 mm/h。

X 线胸部透视:右下肺大片模糊阴影。超声波检查有右胸液平面,穿刺抽液呈渗出性改变。

诊断:结核性渗出性胸膜炎。

【讨论题】

1. 本病可选用哪些抗结核药? 它们的特点是什么?

2. 本病例抗结核药应用多长时间? 是否也像其他结核病(如肺结核)一样长期用药?

3. 抗结核药为什么要联合用药?

4. 本病例可否用糖皮质激素? 为什么?

(李永金)

病例二十一 抗阿米巴病药物的使用

易××,女,45 岁,工人。因发热、腹痛、腹泻 1 天入院。

入院前 1 天,突然畏寒、发热、腹痛、腹泻,大便呈水样,渐成血便,量少,里急后重,一天 10 余次。

查体:体温 39.5℃,皮肤灼热。轻度脱水,心肺阴性。腹胀,肝肿未触及,左、右下腹均有压痛,肠鸣音亢进。

实验室检查:粪肉眼观为脓血便,镜检有成堆的脓细胞和红细胞,发现阿米巴原虫滋养体,大便培养痢疾杆菌阳性。

诊断:急性细菌性痢疾,急性阿米巴痢疾。

【讨论题】

1. 治疗细菌性痢疾有哪些药物,如何选择?

2. 治疗阿米巴痢疾有哪些药物,如何选择?

3. 本病例如何选药? 为什么?

4. 控制疟疾症状的药物有哪些? 各有何特点? 为什么抗疟药常联合应用?

5. 抗恶性肿瘤药物是如何分类的? 并举例说明抗恶性肿瘤药的联合用药原则。

6. 对绿脓杆菌有效的抗菌药物有哪些?

7. 人工合成的抗菌药有哪些？各有何特点？

（李永金）

病例二十二　氨基糖苷类抗生素的使用

例1：女，57岁。22岁时因患浸润型肺结核准备给予硫酸链霉素治疗，做皮肤试验时（皮试液浓度为2 500 U/mL）皮丘为阴性反应，但有头晕、耳鸣症状，未用氨基糖苷类药物，结果患者仍头晕、耳鸣、听力下降，未做特殊处理，现患者中度耳聋。其妹24岁怀孕4个月时，因患浸润型肺结核，给予硫酸链霉素0.75 g肌肉注射，首次注射后立即出现剧烈的眩晕、耳鸣，继而出现听力迅速下降，立即停药，并给维生素和扩血管药物进行治疗，现患者高度耳聋，患者足月顺产一男婴，后发现婴儿听力完全丧失，经多方治疗无效。

例2：女，66岁。20岁时因患浸润型肺结核给予硫酸链霉素0.75 g肌肉注射，每日1次，3h后出现头晕、耳鸣、听力下降，立即停药并给维生素及泼尼松等药物治疗，听力继续下降，现患者重度耳聋。其女35岁时因患结核性胸膜炎而给予硫酸链霉素0.75 g，1日1次肌肉注射，用药2h后出现头晕、耳鸣、听力下降，立即停药，并积极治疗无效，听力进行性下降，现患者重度耳聋。其孙子10岁时因患粟粒型肺结核，用硫酸链霉素0.5 g肌肉注射，只注射了1次，就出现剧烈的眩晕、耳鸣，继而出现听力迅速下降，立即停药，并给予维生素和扩血管药物及高压氧舱进行治疗，现患者重度耳聋。

【讨论题】

1. 以上病例出现了哪些病理过程？发病机制怎样？
2. 病理过程和发病机制之间的关系如何？
3. 针对病人的临床表现有何治疗措施？

（郭　齐）

附　录

附录一

常用实验动物的正常生理常数

指标	小白鼠	大白鼠	豚鼠	家兔	猫	狗
适用体重/kg	0.018~0.025	0.12~0.20	0.2~0.5	1.5~2.5	2~3	5~15
平均体温/℃	37.4	38.0	39.0	39.0	38.5	38.5
呼吸/(次/分钟)	136~216	100~150	100~150	50~90	30~50	20~30
心率/(次/分钟)	400~600	250~400	180~250	150~220	120~180	100~200
血压/kPa (mmHg)	12.7~16.7 (95~125)	13.3~16.0 (100~120)	10.0~12.0 (75~90)	10.0~14.0 (75~105)	10.0~17.3 (75~130)	9.3~16.7 (25~70)
血量/(mL/100 g体重)	7.8	6.0	5.8	7.2	7.2	7.8
红细胞/L^{-1} (百万/厘米^3)	$(7.7\sim12.5)\times10^{12}$ (7.7~12.5)	$(7.2\sim9.6)\times10^{12}$ (7.2~9.6)	$(4.5\sim7.0)\times10^{12}$ (4.5~7.0)	$(4.5\sim7.0)\times10^{12}$ (4.5~7.0)	$(6.5\sim9.5)\times10^{12}$ (6.5~9.5)	$(4.5\sim7.0)\times10^{12}$ (4.5~7.0)
血红蛋白/(g/L) (g/100mL)	100~190 (10.0~19.0)	120~170 (12.0~17.0)	110~165 (11.0~16.5)	80~150 (8.0~15.0)	70~155 (7.0~15.5)	110~180 (11.0~18.0)
血小板/L^{-1} (万/厘米^3)	$(60\sim110)\times10^{9}$ (60~110)	$(50\sim100)\times10^{9}$ (50~100)	$(68\sim87)\times10^{9}$ (68~87)	$(38\sim52)\times10^{9}$ (38~52)	$(10\sim50)\times10^{9}$ (10~50)	$(10\sim60)\times10^{9}$ (10~60)
白细胞总数/L^{-1} (千/厘米^3)	$(6.0\sim10.0)\times10^{9}$ (6.0~10.0)	$(6.0\sim15.0)\times10^{9}$ (6.0~15.0)	$(8.0\sim12.0)\times10^{9}$ (8.0~12.0)	$(7.0\sim11.3)\times10^{9}$ (7.0~11.3)	$(14.0\sim18.0)\times10^{9}$ (14.0~18.0)	$(9.0\sim13.0)\times10^{9}$ (9.0~13.0)

（续表）

指标		小白鼠	大白鼠	豚鼠	家兔	猫	狗
白细胞分类/%	中性粒	0.12~0.44 (12~44)	0.09~0.34 (9~34)	0.22~0.50 (22~50)	0.26~0.52 (26~52)	0.44~0.82 (44~82)	0.62~0.80 (62~80)
	酸性粒	0~0.05 (0~5)	0.01~0.06 (1~6)	0.05~0.12 (5~12)	0.01~0.04 (1~4)	0.02~0.11 (2~11)	0.02~0.24 (2~24)
	碱性粒	0~0.01 (0~1)	0~0.015 (0~1.5)	0~0.02 (0~2)	0.01~0.03 (1~3)	0~0.005 (0~0.5)	0~0.02 (0~2)
	淋巴	0.54~0.85 (54~85)	0.65~0.84 (65~84)	0.36~0.64 (36~64)	0.30~0.82 (30~82)	0.15~0.44 (15~44)	0.10~0.28 (10~28)
	大单核	0~0.15 (0~15)	0~0.05 (0~5)	0.03~0.13 (3~13)	0.01~0.04 (1~4)	0.005~0.007 (0.5~0.7)	0.03~0.09 (3~9)

注：血压、红细胞、血红蛋白、血小板、白细胞总数和分类项内，括号外数字为法定单位，括号内数字为旧制单位。

（全变）

附 录 二

药物制剂与处方

第一节　药物制剂

制剂是按药典或处方将药物配制成一定规格的制品。根据药物的性质和用药的目的不同,可制成各种适用的剂型,以使药物充分发挥疗效,减少毒性及副作用,保证制剂含量准确、均匀和稳定,便于临床使用和贮存。

一、制剂的分类

制剂的剂型按其形态可分为液体剂型、半固体剂型、固体剂型和气溶剂等四类。

（一）液体剂型

1. 芳香水剂（Aqua Aromatica）

芳香水剂系挥发性药物（多为挥发性油）的饱和澄清水溶液,如氯仿水、薄荷水。一般作为液体制剂的溶媒用。

2. 溶液剂（Solutio,sol. 或 Liquor,Liq. ）

溶液剂多为不挥发性药物的水溶液,直接用水配成透明、澄清的水溶液。一般以百分比浓度表示,如 10%氯化钾溶液。

3. 煎剂（Decoctum,Dec. ）

煎剂系药物加水煎煮后去渣取汁的液体制剂,中草药常用,如麻杏石甘汤等。

4. 糖浆剂（Syrupus,Syr. ）

糖浆剂系指含有药物或芳香物质的蔗糖近饱和的水溶液,如小儿止咳糖浆。不含药物的称为单糖浆。

5. 酊剂（Tinctura,Tr. ）

酊剂一般系指生药或化学品用乙醇萃出或溶解而成的制剂,如颠茄酊、复方樟脑酊。祖国医药学所称的药酒,系指中药用白酒（50%～60%）浸出有效成分的液体制剂,如风湿药酒。

6. 醑剂(Spiritus,Spt.)

醑剂一般系指芳香挥发性药物的醇溶液,含醇量一般比酊剂高,如芳香氨醑、薄荷油醑。

7. 流浸膏(Extractum Liquidum,Ext. Liq.)和浸膏(Extractum,Ext.)

流浸膏和浸膏系指用适当溶剂将生药中的有效成分萃出后,用低温将溶剂的一部分或全部蒸发除去,并调整其浓度至规定标准的制剂。除另有规定外,流浸膏是每毫升应与原生药 1 g 相当,如甘草流浸膏、益母草流浸膏;浸膏每克与原生药 2~5 g 相当,如当归浸膏。

8. 乳剂(Emulsion,Emul.)或称乳浊液

乳剂系两种互个相溶的液体经过乳化剂处理,制成的较稳定均匀的乳状液体,如鱼肝油乳剂。乳剂一般供内服用。在调配过程中如乳剂颗粒很小而且乳化均匀时,也可作静脉注射用,如复方氨基酸和脂肪乳剂。

9. 搽剂(Linmentum,Lin.)

搽剂系药物在醇性溶液,油溶液或乳浊液中制成,专供外用,可涂于皮肤上并加以搓擦,如松节油搽剂。

10. 合剂(Mistura,Mist.)

合剂系多种药物配制成透明的或混悬的水性液体制剂,如复方甘草合剂。若易沉淀,则使用前需震摇。

11. 注射剂(Injection,Inj.)

注射剂也称安瓿剂,为药品的灭菌溶液、灭菌混悬液、乳浊液或注射用的灭菌粉末(粉针剂)配成的溶液,供皮下、肌肉、静脉、脊椎、腔道、经穴等注射的一种制剂,如肾上腺素注射剂。

12. 洗剂(Lotio,Lot.)与洗药

洗剂主要是指含有不溶性药物的混悬液,也有澄清溶液洗剂。专供外用,用时可不搓擦,如炉甘石洗剂。洗药是中医利用药物煎汤,趁热在皮肤或患部进行熏洗、淋洗的一种制剂,如花椒洗药、艾叶洗药。

13. 涂剂(Pigmenta)

涂剂系供局部外用的液体剂型,溶媒一般为乙醇或其他有机溶剂,内含药物具有抑制霉菌、杀菌、消炎、止痒、剥脱、收敛以及腐蚀或软化角质等作用,如间苯二酚(雷锁辛)涂剂。

(二)半固体剂型

1. 软膏(Unguentum,Ung.)与硬膏剂(Emplastrum,Empl.)

软膏系指用适宜基质加入药物,研匀制成的外用制剂,常用的基质有凡士林、液体石蜡、羊毛脂、蜂蜡和水溶性基质(聚二乙醇)。

眼膏剂是极为细腻的软膏,其最大颗粒直径不应超过 $75~\mu m$,如金霉素眼膏。

硬膏剂与软膏剂相似,但基质在体温时只软化而不溶化,常用基质有树脂、铅

肥皂、橡胶，如伤湿止痛膏。

2．糊剂（Pasta，Past.）

糊剂系含较大量粉末（25％以上）的外用软膏剂，其硬度较高，油腻较少，能吸收较多的患部分泌物，如Ⅰ号复方锌糊剂。

（三）固体剂型

1．片剂（Tabella，Tab.）

片剂系指一种或多种药品经压制成片状的制剂，主要供内服，如阿司匹林片。片剂也可因应用需要制成下列的片型：

（1）多层片：是用一种药物制成片核，再在核外包上一层或多层其他药物制成的片剂，也有可能外层为速释部分药物，内层为缓释部分药物。例如，多酶片含胃蛋白酶、胰酶、淀粉酶，胃蛋白酶在速释层，先起作用，胰酶在缓释部分，至肠道才起作用。

（2）植入片（经过灭菌）：埋藏于皮下，作用可持续数月的片剂，如睾丸植入片。

（3）舌下含片：不吞服，只含于舌下的片剂，如三硝基甘油片。

（4）纸型片：将药吸附于溶性纸片上而制成，如口服避孕纸片、妇宁片。

（5）肠溶片：是包有一层肠溶包衣的片剂，它在胃液中保持完整，但能溶解于肠液中，主要用于易被胃酸破坏的药物。

（6）分散片：是一种可以在水中迅速崩解的速溶剂型，具有吸收快、生物利用度高、不良反应少的优点，且特别适合于老、幼和吞咽困难的病人，服用方便，如尼美舒利分散片、阿莫西林分散片、利巴韦林分散片。

（7）泡腾片：如小儿止咳泡腾片、盐酸环丙沙星阴道泡腾片、维生素C泡腾片。

2．丸剂（Pilula，Pil.）

丸剂系指药物细粉（100目以上）加适当黏合剂制成的圆球形制剂。黏合剂用蜂蜜、水、米糊或面糊制成的分别称为蜜丸、水丸、糊丸。中药多用，如银翘解毒丸、保剂丸等。

3．散剂（Pulvis，Puiv.）

散剂系一种或数种药物均匀混合制成的干燥粉末状制剂，分为内服散剂、煮散剂和外用散剂，如冰硼散。眼用散剂应通过180目筛。

4．胶囊剂（Capsula，Caps.）

胶囊剂系将药物盛装于胶囊中制成的制剂，供内服用，如维生素A胶囊。

5．颗粒剂（Granla，Gran.）

颗粒剂系将药物、药材的细粉或提取物等制成干燥颗粒状的内服制剂，如四环素糖颗粒剂。

6．海绵剂（Sponginum，Spong.）

海绵剂系由亲水性胶体溶液经干燥制成的一种吸水性能很强的海绵状固体经灭菌后制成，多用作外科辅助止血剂，如吸收性明胶海绵。

7. 栓剂（Suppositorium，Supp.）

栓剂也称坐药，是由药物与基质制成，供插入人体不同腔道的固性制剂。栓剂在常温下应为固体，插入腔道后，可以溶化或软化，释出药物而生效，如甲硝唑栓、痔疮栓。

8. 膜剂（Pulliulac）

膜剂是将药物溶解于或混悬于多聚物的溶液中，经涂膜、干燥而制成，如制成多层复方药膜可解决配伍禁忌问题，可供内服和外用，如安定药膜、硝酸甘油药膜、避孕药膜（阴道用）、复方氧氟沙星口腔溃疡膜。

（四）气溶剂

气溶剂指气体、液体、固体分散于气体介质中所制成的制剂。气溶剂出于应用上的不同，有时也分别称之为吸入剂（Inhalation）、喷雾剂（Nebula）、烟熏剂（Fumigatum）、气雾剂（Aerosolum）。气雾剂近年来发展很快，用途很广，它是药物与抛射剂（液化气体或压缩气体）一起装入耐压器内的液体制剂。用时借助抛射剂气化的压力，将含有药物的内容物以极细的气雾喷射出来。由于雾滴很微小（一般在 $10\ \mu m$ 以下），气雾吸入时，药物可直达肺部深处，吸收甚快，可用于哮喘、肺部感染、硅肺。喷雾剂的雾较大，外用于皮肤病、烧伤、创伤、眼、耳、口腔等。外用时除了药物的治疗作用外，还在创伤表面形成一层薄膜具封闭和保护作用。

气体分散于气体的制剂，如氧化亚氮吸入麻醉剂、亚硝酸异戊酯玻璃囊吸入剂。液体分散于气体的制剂，如异丙肾上腺素气雾剂。固体分散于气体的制剂，如杀昆虫的烟熏剂。

（李永金）

第二节　处　方

（一）处方的意义、结构与种类

1. 处方的意义

处方（Prescription）：根据《处方管理办法》第二条规定，处方是指由注册的执业医师和执业助理医师（以下简称医师）在诊疗活动中为患者开具的、由取得药学专业技术职务任职资格的药学专业技术人员（以下简称药师）审核、调配、核对，并作为患者用药凭证的医疗文书。处方包括医疗机构病区用药医嘱单。处方是医生对病人用药的书面文件，是药剂人员调配药品的依据，具有法律、技术、经济责任。

2. 处方的结构

一般医疗机构都有印好的处方笺，开处方时只要把应该书写的各项填入即可，完整的处方可包括6部分：

（1）前记：包括医疗机构名称、处方编号，费别、患者姓名、性别、年龄、门诊或住院病历号,科别或病室和床位号、临床诊断、开具日期等。

（2）上记:又称处方头,常用拉丁缩写"R"或"Rp",这是拉丁文 Recipe 的缩写,含义是请取下列药物。

（3）中记:即处方正文,是处方的主体,包括药品名称、剂型、规格、数量等。

（4）下记:指示药剂的调配方法和要求的剂型(在一般处方中不写或仅作原则性建议)。

（5）标记:指用法,常用"S."或者"Sig."表示,是拉丁词 signa(用法、标记)的缩写。包括药物的每次剂量,服药时间以及次数和给药部位等。

（6）后记:医师签名和/或加盖专用签章,药品金额以及审核、调配、核对、发药的药学专业技术人员签名。

3. 处方的种类

在医疗及药剂工作中所应用的处方种类较多,分类方法也不尽相同。一般分以下三种:

（1）法定处方:是指经国家法定部门审核批准发布的如《国家药典》《制剂规范》中的处方,一般多用于配制制剂,具有法律约束力,这类处方配制的制剂又称为"法定制剂"。

（2）协定处方:是医疗机构为了减少病人候药时间或方便病人服用,经医院"药事委员会"研究审定,并在药监部门备案,事先调配的方剂(多见中药饮片配方),此方可用于调剂或制剂,但只能在医院内使用。协定处方调配成制剂的,必须取得制剂批准文号。按医院的协定处方配制的制剂,为"非法定制剂",不能在市场上流通,取得制剂批准文号的,也只能在本院使用。

（3）医疗处方:是医生针对某个患者所开的特定的临时组方,内容由医生根据病情而定,具有对症下药或辨证施治的意义。目前常见到的都是医疗处方。

处方类型中根据处方管理办法及相关药事管理法规,医疗处方又可分为麻醉药品处方、精神药品处方、普通处方、急诊处方、儿科处方等。

处方由各医疗机构按规定的格式统一印制。麻醉药品处方、急诊处方、儿科处方、普通处方的印刷用纸分别为淡红色、淡黄色、淡绿色、白色。并在处方右上角以文字注明。

（二）处方开写法

（1）标准处方格式。

Rp. 药品名(剂型)单位剂量×总量。

Sig. 每次剂量、每日次数、给药途径。

例：① 头孢氨苄 250 mg×18

　　　Sig. 500 mg　t. i. d.　p. o.

② 庆大霉素 8 万 U×6

　　　Sig. 8 万 U　b. i. d.　i. m.

③ 棕色合剂　100.0mL

　　Sig. 10.0mL　t. i. d.　　p. o.

④ 10％硼酸软膏　20.0g

　　Sig. 外用涂患处

（2）输液简化处方。

可以不注明每个药物的最小使用单位的含量，装量或容积（液体药物必须标明浓度），只要按照"药物名称＋实际使用剂量"的格式即可。

例：① 5％葡萄糖注射液 250 mL

　　　青霉素钠注射液 320 万 U　　　i. v. gtt.　　b. i. d.　×6

　　② 0.9％氯化钠注射液 500 mL

　　　维生素 C 注射液 2.0

　　　维生素 B_6 注射液 0.2　　　i. v. gtt.　　q. d. ×3

（3）处方书写的要求。

① 记载患者一般情况、临床诊断应清晰、完整，并与病历记载相一致。

② 每张处方限于一名患者的用药。

③ 字迹清楚，不得涂改；如需修改，应当在修改处签名并注明修改日期。

④ 处方一律用规范的中文或英文名称书写。

　a. 医疗机构或者医师、药师不得自行编制药品缩写名称或者使用代号。

　b. 药品剂量、规格、用法、用量要准确规范；药品用法的可用规范的中文、英文、拉丁文或者缩写体书写，不得使用"遵医嘱""自用"等含糊不清的字句。

⑤ 患者年龄应当填写实足年龄，新生儿、婴幼儿写日、月龄，必要时要注明体重。

⑥ 西药和中成药可以分别开具处方，也可以开具一张处方，中药饮片应当单独开具处方。

⑦ 无论西药、中成药处方，每一种药品应当另起一行，每张处方不得超过 5 种药品。

⑧ 中药饮片处方的书写，一般应当按照"君、臣、佐、使"的顺序排列；调剂、煎煮的特殊要求（如布包、先煎、后下）要注明在药品右上方，并加括号；对饮片的产地、炮制有特殊要求的，应当在药品名称之前写明。

⑨ 药品用法用量应当按照药品说明书规定的常规用法用量使用，特殊情况需要超剂量使用时，应当注明原因并再次签名。

⑩ 除特殊情况外，应当注明临床诊断。

⑪ 开具处方后的空白处画一斜线以示处方完毕。

⑫ 处方医师的签名式样和专用签章应当与院内药学部门留样备查的式样相一致，不得任意改动，否则应当重新登记留样备案。

⑬ 医师开具处方应当使用经药品监督管理部门批准并公布的药品通用名称、

新活性化合物的专利药品名称和复方制剂药品名称。医师可以使用由卫计委公布的药品习惯名称开具处方,如对乙酰氨基酚(通用名)是一种退烧药,不同药厂对它生产的制剂商品名有泰诺林、百服宁、必理通等,因此,必须使用通用名开具处方。

⑭ 药品剂量与数量用阿拉伯数字书写。

剂量应当使用法定剂量单位:重量以克(g)、毫克(mg)、微克(μg)、纳克(ng)为单位;容量以升(L)、毫升(mL)为单位;有些以国际单位(IU)、单位(U)为单位;中药饮片以克(g)为单位。片剂、丸剂、胶囊剂、颗粒剂分别以片、丸、粒、袋为单位;溶液剂以支、瓶为单位;软膏及乳膏剂以支、盒为单位;注射剂以支、瓶为单位,应当注明含量;中药饮片以剂为单位。固体或半固体药物以克(g)、液体以毫升(mL)为基本单位,在书写处方时可以略去"克"或"毫升"的字样。

⑮ 处方一般不得超过 7 日用量;急诊处方一般不得超过 3 日用量;对于某些慢性病、老年病或特殊情况,处方用量可适当延长,但医师应当注明理由。

⑯ 麻醉药品、精神药品、医疗用毒性药品、放射性药品的处方用量应当严格按照国家有关规定执行。开具麻醉药品处方,应有病历记录。

医师利用计算机开具、传递普通处方时,应当同时打印出纸质处方,其格式与手写处方一致;打印的纸质处方经签名或者加盖签章后有效。药师核发药品时,应当核对打印的纸质处方,无误后发给药品,并将打印的纸质处方与计算机传递处方同时收存备查。

(三)处方中常用拉丁文缩写

拉丁文缩写	中文意义	拉丁文缩写	中文意义
q. d.	每天一次	i. m.	肌肉注射
b. i. d.	每天两次	i. h.	皮下注射
t. i. d.	每天三次	us. ext	外用
q. 2h.	每两小时一次	Tab.	片剂
q. 8h.	每八小时一次	Inj.	注射剂
q. i. d.	一天四次	Cap.	胶囊
q. o. d.	隔日一次	Ung.	软膏
a. c.	饭前服用	Sol.	溶液
p. c.	饭后服用	Syr.	糖浆
h. s. s.	睡前服用	Emp.	贴膏剂
p. r. n. 或 s. o. s.	必要时服	Tr.	酊剂
st. 或 stat	立即使用	Ap.	水剂
q. m.	每晨	Mist.	合剂
q. n.	每晚	Amp.	安瓿剂
p. o.	口服	Lot.	洗剂、擦剂
i. v.	静脉注射	Inhal.	吸入剂
i. v. gtt	静脉滴注	Sig. 或 S.	用法

(李永金)

参 考 文 献

1. 龚永生,陈醒言. 医学机能学实验教程[M]. 北京:人民卫生出版社,2008.

2. 林默君,倪秀雄. 医学机能学实验[M]. 北京:科学出版社,2009.

3. 罗炎杰,冯玉麟. 简明临床血气分析[M]. 北京:人民卫生出版社,2009.

4. 胡还忠. 医学机能学实验教程[M]. 3版. 北京:科学出版社,2010.

5. 沈岳良. 现代生理学实验教程[M]. 北京:科技出版社,2002.

6. 肖德生,谢克平,吕力为. 生物医学机能实验与研究[M]. 北京:人民卫生出版社,2003.

7. 周岐新. 人体机能学实验[M]. 北京:科学出版社,2008.

8. 李玉荣. 生理学实验教程[M]. 北京:人民卫生出版社. 第 1 版. 2009:174-179.

9. 毛玮,胡良平,王琪. 试验设计必须遵循对照原则[J]. 药学服务与研究. 2010,10(4):252-255.

10. 韩晓明. 浅谈医学科研的设计[J]. 中医药管理杂志. 2007,15(6):420-422.

11. 林秀珍,朱学良,徐淑梅. 机能实验学[M]. 天津:天津大学出版社,2001.

12. 张希贤. 病理生理学实习指导[M]. 北京:科学技术文献出版社,1988.

13. 袁秉祥,闫剑群. 机能实验学[M]. 2版. 北京:高等教育出版社,2007.

14. 孙艺平,邹原. 医学机能实验学[M]. 3版. 北京:科技出版社,2009.

15. 孔德虎. 医学机能学实验教程[M]. 北京:科技出版社,2009.

16. 王清勇,冯世俊,刘作屏. 生理学·病理生理学·药理学实验指导[M]. 北京:人民军医出版社,2005.